DR. MED. STEPHAN HEINRICH NOLTE

Maßvoll impfen

DR. MED.
STEPHAN HEINRICH NOLTE

Maßvoll impfen

Risiken abwägen und individuell entscheiden

KÖSEL

Hinweise
Die Ratschläge/Informationen in diesem Buch sind von Autor und Verlag sorgfältig erwogen und geprüft, jedoch kann eine Garantie nicht übernommen werden. Eine Haftung des Autors beziehungsweise des Verlages und seiner Beauftragten für Personen-, Sach- und Vermögensschäden ist ausgeschlossen.

MIX
Papier | Fördert gute Waldnutzung
FSC® C083411

Penguin Random House Verlagsgruppe FSC® N001967

6., aktualisierte und erweiterte Neuausgabe 2024

Umschlag: Weiss Werkstatt München
Umschlagmotiv: © Tom Chance / plainpicture.com
Redaktion: Ralf Lay, Mönchengladbach
Satz: Satzwerk Huber, Germering
Druck und Bindung: CPI Books GmbH, Leck
Printed in the EU
ISBN 978-3-466-31168-2
www.koesel.de

Inhalt

Vorwort zur Neuausgabe

Seit dem Ersterscheinen des Buches 2016 hat sich in den Impffragen einiges getan. Nicht so sehr, dass neue Impfungen auf den Markt gekommen oder besondere Erkenntnisse dazugekommen wären, sondern in der allgemeinen Einstellung zum Impfen, die polarisiert ist wie schon lange nicht mehr.

An Gründen dafür ist in erster Linie das Masernschutzgesetz zu nennen, welches am 1. März 2020 in Kraft getreten ist. Zum ersten Mal seit der Einstellung der Pockenschutzimpfung im Jahr 1976 ist damit eine allgemeine öffentliche Verpflichtung zu einer Impfung gesetzlich vorgeschrieben. Dazu mehr im Kapitel »Eine Impfpflicht soll Kinder vor Masern schützen – und Erwachsene ebenso«.

Das zweite Ereignis war das Auftreten der Coronavirus-Erkrankung COVID-19 in einem pandemischen Ausmaß. Nach anfänglicher Sorge um die Kapazitäten der Gesundheitssysteme zur Behandlung und Aufnahme der Patienten, in der Öffentlichkeit als Mangel an Beatmungsgeräten, Schutzausrüstungen und Desinfektionsmitteln wahrgenommen, wurde durch die Unabsehbarkeit der Länge der Pandemie nach und nach der Ruf nach einer raschen Impfstoffentwicklung immer lauter. Dies hinterließ den Eindruck, dass das Ende der Seuche nur durch eine Impfung zu erreichen sei. Inzwischen gibt es verschiedene Impfstoffe, ohne dass dadurch ein Ende der Pandemie absehbar scheint. Die derzeit notfallmäßig zugelassenen erfolgreichen Impfstoffe basieren auf einer neuen Technologie. Sie haben die hohen Erwartungen nicht erfüllt. Zum einen, weil sie zwar schwere Verläufe, nicht aber die Infektion und die Weiterverbreitung verhindern können. Zum zweiten, weil das Virus mutiert, sich abschwächt und sich durch Veränderungen des Spike-Antigens den abwehrenden Antikörpern entzieht, sodass Impfstoffe ständig angepasst werden müssen. Mehr dazu im Kapitel »COVID-19 – die Krankheit, SARS-CoV-2 Virus, der Erreger«.

Man hat sich zu Recht sehr schwer damit getan, diese Impfung für gesunde Kinder überhaupt zu empfehlen, zumal diese durch die Coronainfektion selbst nicht sehr gefährdet sind. Das hat die »Task Force« der Deutschen Gesellschaft für Kinderheilkunde im September 2022 bestätigt: Auch sie setzt das Risiko durch die gegen Corona gerichteten Maßnahmen höher an als das Risiko der Erkrankung und lehnt anlasslose Testungen und Kita- und Schulschließungen ab. Über Sinn und Unsinn der Impfungen lässt sie sich allerdings nicht aus und überlässt dies der unter starkem politischen Druck stehenden Ständigen Impfkommission (STIKO).

Es wird Zeit, diese Pandemie, die nur noch eine Pandemie der Angst ist, für beendet zu erklären, denn das Virus ist, wie frühere Coronaviren auch, endemisch geworden und wir werden damit leben.

Laufend neue Erkenntnisse und Informationen können schnell dazu führen, dass sich die Perspektiven ändern. Diese Aussagen sind daher nicht als in Stein gemeißelt zu betrachten. Es bleibt Ihnen, liebe Lesende, nicht erspart, sich über den tagesaktuellen Stand zu informieren, etwa über die im Anhang genannten Links.

Dr. Stephan Heinrich Nolte
Marburg, im September 2022

Einführung

Liebe Eltern, liebe an Impffragen Interessierte, liebe Kinder und Jugendliche,

fragt man Erwachsene nach ihrer Kinderärztin oder ihrem Kinderarzt, kommen in der Regel, so auch bei mir, mehr oder weniger dramatische Erinnerungen an das Impfen hoch. Alle anderen Erfahrungen sind verblasst. Jedenfalls tat es weh. Und es tut auch mir weh, dass meine Tätigkeit in erster Linie mit dem Zufügen von Schmerz in Verbindung gebracht wird, denn natürlich wünsche ich mir, dass meine Hingabe an die Kleinen und Kleinsten eher mit positiver Beziehung, liebevollem Verstehen und Verantwortungsbewusstsein verknüpft wird.

Dieses Buch ist aus dem Alltag meiner täglichen Beratung in einer Kinder- und Jugendarztpraxis entstanden und soll Ihnen helfen, Impfungen besser zu verstehen, um mit Ihrem betreuenden Arzt oder Ihrer Ärztin Impffragen informiert besprechen zu können. (Der besseren Lesbarkeit wegen wird in diesem Buch im Weiteren nur das männliche grammatische Geschlecht verwendet, gemeint sind dabei natürlich immer alle Geschlechtsformen.) Kein Buch kann das persönliche Gespräch ersetzen, eine vertrauensvolle Beziehung zu Ihrem Arzt ist dazu Voraussetzung.

Unser Leben, vor allem aber die heutige Medizin ist in hohem Maße von Leitlinien und wissenschaftlicher Evidenz (Wirkungsbeweisen) geprägt, obwohl es zu vielen Alltagsfragen keine wissenschaftliche Antwort gibt. Die meisten Fragen, die Eltern an mich stellen, sind Fragen des Umgangs mit dem Kind in gesunden und kranken Tagen und nicht wissenschaftlich, sondern eher allgemein menschlich zu beantworten. Der Umgang mit Kindern ist stark kulturell geprägt, und so werden die gleichen Fragen in verschiedenen Kulturen ganz verschieden beantwortet. In unserer kulturell bunter und individueller gewordenen Landschaft muss die Antwort darauf eben auch bunt und individuell ausfallen, etwas, das von »der Gesellschaft« trotz aller Beteuerungen der Individualität und Beschwörungen der Einzigartigkeit nicht gern gesehen wird. Dieses Buch soll Ihnen helfen, für einen winzigen Ausschnitt der Medizin, nämlich die Impfungen, eine für Ihr Kind und Sie gute Lösung zu finden.

Seit 30 Jahren bin ich nach zehnjähriger Tätigkeit in Kliniken nun als Kinder- und Jugendarzt niedergelassen und habe in dieser Zeit fast 40 000 kleine und größere Patienten betreut, mal nur kurz im Notdienst, mal über viele Jahre. Ich bemühe mich, in erster Linie dem Kind, seinen Eltern und seiner Entwicklung nicht zu schaden, weder körperlich noch seelisch. Das hört sich banal an, ist aber die ethische Minimalforderung, die nicht nur an eine ärztliche Tätigkeit gestellt wird. Wir haben eine große Verantwortung für ein hoffentlich langes und gesundes vor den Kindern liegendes Leben und stellen Weichen – nicht nur für den Umgang mit dem Körper, seiner Gesundheit und seinen Krankheiten, sondern auch für Geist und Gemüt. Sicher habe ich nicht immer alles richtig und gut gemacht; was den einen zu wenig war, war anderen schon zu viel, und 40 Jahre Erfahrung kann auch heißen, 40 Jahre dieselben Fehler wiederholt zu haben. Dennoch ist das Prinzip »So viel wie nötig, so wenig wie möglich« Richtschnur meines Handelns. Und in Anlehnung an ein Zitat des berühmten Frauenarztes Prof. Dr. Willibald Pschyrembel kann man sagen: »Man muss viel wissen, um wenig zu tun.« Dieser Satz gilt auch für das Impfen.

Impfen im Praxisalltag

Das Impfgespräch

Ein Impfgespräch soll der Entscheidungsfindung dienen und keine Überredung zum Impfen sein. Der Begriff »Aufklärung« umfasst das Klären von Fragen, das Erhellen und schließlich das Übernehmen von Verantwortung. Nach Erhebungen haben zwei Drittel aller Eltern nicht das Gefühl, vor einer Impfung ihrer Kinder »aufgeklärt« worden zu sein – sie wurden lediglich informiert, dass eine Impfung ansteht. Wenn aber eine Beratung nicht ergebnisoffen erfolgt, sondern die Entscheidung von vornherein feststeht, hat keine wirkliche Beratung stattgefunden, sondern es wurde ein Ratschlag, eine Empfehlung, wenn nicht gar eine schon fast einem Befehl nahekommende dringende Ermahnung gegeben. Dabei sollte ein Rat zunächst eine unverbindliche Unterstützung bei der Entscheidungsfindung sein, mögliche Wege mit Vor- und Nachteilen darstellen, aber noch nicht die endgültige Lösung eines Problems aufzeigen.

Der beste Zeitpunkt für ein Impfgespräch

Nach den Erfahrungen, die ich in vielen Jahren mit Informationsabenden für Schwangere gemacht habe, halte ich es für wichtig, sich schon vor der Geburt mit der Frage der Impfungen zu beschäftigen. Ursprünglich hatte ich das Thema aus den Informationsveranstaltungen ganz heraushalten wollen, weil es meines Erachtens weit wichtigere Themen gibt, mit denen sich die werdenden Eltern auseinandersetzen sollten, etwa: Wie wollen wir unser Kind erziehen, wie sind wir selbst groß geworden, was wollen wir genauso oder gerade eben ganz anders machen, wie wir es selbst erlebt haben? Diese Aktualisierung der eigenen Kindheit halte ich für ganz wesentlich. Aber es ist nun mal so, dass ein Gutteil der Fragen, die vor der Geburt an den Kinderarzt gestellt werden, sich um das Impfen dreht. Und wenn es schon einmal Thema ist, sollte man sich am besten dann damit beschäftigen, wenn man noch vergleichsweise viel Zeit und Ruhe hat: im Mutterschutz und während der Wartezeit vor der Geburt. Viele Eltern denken, dass das Kind erst einmal gesund auf die Welt kommen soll und man sich dann mit diesen Fragen beschäftigen kann. Sie übersehen dabei aber, dass sie nach der Geburt von den Ereignissen förmlich überrollt werden und kaum noch Zeit zum Lesen, Informieren und zum Nachdenken bleibt. Denn in der Neugeborenenzeit sind die jungen Eltern fast 24 Stunden mit dem Baby beschäftigt, und der erste Arztbesuch, in der Regel zur Vorsorgeuntersuchung U3 mit vier Wochen, ist nicht nur durch all das völlig überfrachtet, was dann gemacht werden soll, sondern das Kind ist vielleicht unruhig, hungrig und schreit; und so geraten die jungen Eltern schnell in Stress und können all ihre Fragen gar nicht loswerden.

Vor der Geburt die Kinderarztpraxis aussuchen – und aufsuchen

Sehr hilfreich empfinde ich es für alle Beteiligten, wenn Eltern schon vor der Geburt mit der sie möglicherweise betreuenden Kinderarztpraxis Kontakt aufnehmen. Dann herrscht eine entspannte Atmosphäre, man kann sich gegenseitig in Ruhe »beschnuppern« und sich mit den gegenseitigen Anschauungen bekannt machen, denn in den ersten Jahren ist die Beziehung zum Kinderarzt häufig eine recht intensive und braucht viel Vertrauen. Der Arzt kann schon einige Tipps und Anregungen geben, den Vorsorgeplan vorstellen und auch über kinderärztliche Notdienstregelungen sprechen, um zu vermeiden, dass junge Eltern panisch irgendwelche ungeeigneten Notdienste aufsuchen, noch bevor sie ihren Kinderarzt zum ersten Mal kennengelernt haben. Und schon jetzt ist die Möglichkeit gegeben, auch, aber bitte nicht nur, über den empfohlenen Impfplan zu sprechen, über den Impfstatus der Eltern, der auch für das Kind wichtig ist, und über die Einstellungen zum Impfen. Ich betone diese vorgeburtliche Kontaktaufnahme ausdrücklich, weil ich es oft erlebe, dass Eltern, die zum ersten Mal mit ihrem vier Wochen alten Baby zur U3 zum Kinderarzt kommen, gar nicht aufnahmefähig sind vor lauter Neuem und all dem, was bei dieser Untersuchung ansteht. Und weil nach der Empfehlung der STIKO (der Ständigen Impfkommission am Robert Koch-Institut) die Impfungen schon mit sechs Wochen losgehen können, bleibt dann nicht viel Zeit für eine ruhige und besonnene Auseinandersetzung mit dem Thema.

Sich kennenlernen ist wichtig

So habe ich es am liebsten, wenn ich die werdende Familie vor der Geburt kennenlerne und schon dann etwaige Ängste und Befürchtungen, wie etwa durch in der Schwangerschaft erhobene beunruhigende Befunde oder Erfahrungen und Einstellungen zum Impfen, kenne und besprechen kann. Außerdem ist dann der Weg gebahnt, um bei nach der Geburt eintretenden Fragen und Auffälligkeiten »niedrigschwellig« Kontakt aufzunehmen, das heißt ohne die Hürde, dass man sich noch gar nicht kennt. Außerdem bieten viele Kinderärzte an, dann für die erste Untersuchung, sofern sie nicht in der Klinik bereits vorgenommen wird, nach Hause zu kommen. Das macht die Hemmschwelle für eine ambulante Geburt niedriger: Wenn Mutter und Kind wohlauf und eine häusliche Betreuung durch eine Hebamme sowie weitere Hilfe gewährleistet sind, spricht nichts dagegen, schon ein paar Stunden nach der Geburt nach Hause zu gehen. Denn erfahrungsgemäß geht es den jungen Familien im eigenen häuslichen Umfeld besser, das Stillen im heimischen Milieu fällt bei guter Anleitung leichter, und die Kinder erreichen schneller wieder das Geburtsgewicht.

Wenn der Kontakt zur Familie gut ist und man sich gegenseitig schon kennt, ist ein Impfgespräch leichter zu führen. Lerne ich die Familie erst bei der U3 kennen, biete ich immer einen eigenen Termin für ein Impfgespräch an.

Der eigene Termin für das Impfgespräch

Beim ersten Kind oder beim ersten von mir betreuten Kind biete ich einen eigenen Termin für ein Impfgespräch zwischen der U3 und der U4 im Alter von sieben, acht Wochen an, rechtzeitig genug, um beim – bei mir eher seltenen – Wunsch nach zeitgerechter Standardimpfung diese auch pünktlich durchführen zu können. Ich bitte darum, dass möglichst beide Elternteile und andere Entscheidungsträger dazu anwesend sind. Das geht dann auch mal im Spätnachmittag, wenn der Papa von der Arbeit zurück ist. Ich lege Wert darauf, dass beide Eltern dabei sind. Denn wie ich dann zu sagen pflege, ist Impfung Körperverletzung, und da müssen sich alle einig sein, wenn sie glauben, dass der Nutzen den Schaden überwiegt.

Ich hatte bereits bei den ersten Terminen den aktuellen Impfkalender der STIKO (Ständige Impfkommission am Robert Koch-Institut; siehe Kapitel »Die Ständige Impfkommission (STIKO) und die öffentlichen Impfempfehlungen«) mitgegeben, und zwar nicht als Firmenprospekt eines Impfstoffherstellers, sondern als neutrale Broschüre der Bundeszentrale für gesundheitliche Aufklärung (BZgA, Web-Adresse im Anhang). Die von den Pharmafirmen in großer Zahl verbreiteten und auf neutral erscheinenden Webseiten zitierten Broschüren sind oft doch zu platt, optimistisch und schlichtweg einseitig. Auch die über das Deutsche Grüne Kreuz vertriebenen Impfaufklärungsblätter sind trotz ihrer neutral und offiziell gehaltenen Aufmachung nicht interessenfrei, denn diese Organisation ist keinesfalls eine halbstaatliche Instanz, wie der Name vermuten lässt, sondern eine industriefinanzierte Firma. Da es so schwierig ist, ausgewogenes, nicht allzu fortschrittsgläubiges, nicht allzu umfangreiches und differenziertes Informationsmaterial weiterzugeben, habe ich mich zum Schreiben dieses Buches entschlossen.

Beim Impfgespräch frage ich zunächst nach der Haltung zum Impfen, nach den eigenen Impferfahrungen und Vorerkrankungen sowie dem Impfstatus der Mutter, da diese für bestimmte Impfentscheidungen wichtig werden können. Dann frage ich nach den geplanten Aufwachsbedingungen des Kindes, insbesondere, ob eine frühe Fremdbetreuung geplant ist. Anschließend stelle ich anhand des Impfplans die STIKO-Empfehlung komplett vor, mit eingehender Begründung bei Nachfragen. Danach gebe ich die Gelegenheit, Fragen zu stellen, bevor ich mit den individuellen Empfehlungen für das spezielle Kind unter seinen persönlichen Lebensumständen fortfahre. Die wichtigsten Fragen einer individuellen Impfberatung sind die nach Weltanschauung und Vorerfahrung der Eltern, Stillen, Rauchen, Geschwistern, Fremdbetreuung und besonderen spezifischen Risiken oder Kontraindikationen.

Da zu dem Termin selbst noch keine Impfung ansteht, fühlen sich die Eltern auch nicht unter Druck gesetzt, sofort Entscheidungen treffen zu müssen. Ich betone immer, dass die Eltern Zeit, viel Zeit für diese Entscheidungen haben, und versuche, sie nicht zu überrumpeln. Fragen können auch beim nächsten Mal noch geklärt werden. Der Zeitaufwand ist nicht unbeträchtlich, und finanziert wird er im Rahmen der gesetzlichen Krankenversorgung gar nicht, weil nur bei einer Impfleistung selbst die entsprechende Aufklärung geringfügig vergütet wird. Aber er lohnt sich, erspart viele spätere Diskussionen und ist eine nachhaltige Grundlage für die noch junge und daran wachsende Familie-Arzt-Beziehung, die in den ersten Jahren doch recht intensiv ist.

Aufklärung – auch über Alternativen – ist Patientenrecht

Nach der neuen Patientenrechtegesetzgebung (Paragraf 630e BGB: Aufklärungspflichten) wird bestimmt: »Bei der Aufklärung ist auch auf Alternativen zur Maßnahme hinzuweisen, wenn mehrere medizinisch gleichermaßen indizierte und übliche Methoden zu wesentlich unterschiedlichen Belastungen, Risiken oder Heilungschancen führen können.« Dazu muss der Arzt die Alternativen allerdings erst einmal selbst kennen. Damit ist nicht nur die »alternative Medizin« gemeint, sondern eine individuelle Risikoabschätzung, das Abwägen der Standardempfehlung gegenüber anderen Impfkalendern sowie das Einholen einer Zweitmeinung. Auf diese von Ärzten oft misstrauisch beäugte Möglichkeit wird durch die Gesetzgebung ausdrücklich hingewiesen. Sich weiter und anderenorts zu informieren wird damit vom Misstrauensantrag zur Regel befördert, und das ist gut so. Bei konsequenter Anwendung und Verinnerlichung der Patientenrechtegesetzgebung kann der ärztlichen Selbstgerechtigkeit eine deutliche Grenze gesetzt werden, damit bei den Kindern und Eltern das Gefühl, ausgeliefert zu sein, dem einer vertrauensvollen Zusammenarbeit weicht.

Die Ausführung der Impfung – ganz praktisch

Wie gesagt: Impfung ist Körperverletzung. Mir selbst tut jeder »Pikser« weh, und ich bemühe mich schon allein deswegen, andere so wenig wie möglich zu »piksen«. Vor allem wenn mir die Kinder so vertrauensvoll in die Augen blicken: Ich schaue sie an – und füge ihnen willentlich und wissentlich Schmerzen zu. Das ist ein Vertrauensmissbrauch. Jetzt kann man das als Lehre für das Leben, als frühe Erfahrung der Alltagsrealität abtun: Die Menschen scheinen freundlich zu sein – und dann stechen sie zu. Aber damit allein kann man die Skrupel nicht überwinden. Ich muss schon sehr überzeugt sein von meiner Tat, um sie ungestraft und ohne Reue im Wissen um die Wohltätigkeit der Maßnahme vorzunehmen.

Zwei Pikser sind manchmal einer zu viel

Mehrere Impfungen an einem Termin vorzunehmen wird von der STIKO vorgeschlagen und scheint vom Prinzip her unbedenklich. Als impfender Arzt muss ich immer wieder feststellen: Einmal ist keinmal, aber zweimal ist einmal zu viel. Der erste Piks wird von Säuglingen meist nur mit Staunen wahrgenommen, der zweite tut dann richtig weh, weil die Schmerzwahrnehmung schon sensibilisiert ist. Dass man dann aber drei Impfungen an einem Termin vornehmen soll, wie bei der Einführung der Meningokokken-B-Impfung vorgeschlagen, kann ich vielleicht bei einem Studenten in der reisemedizinischen Beratung verstehen, nicht aber bei einem Säugling, auch wenn Kollegen in pharmafinanzierten Videos und Blogs das als gänzlich unbedenklich darstellen und propagieren.

Manchmal sind die Begründungen für zwei Pikser ganz absurd: Nachdem festgestellt wurde, dass der Vierfachimpfstoff Masern-

Mumps-Röteln-Windpocken (MMRV) bei der Erstimpfung im Alter von elf bis vierzehn Monaten gehäuft fieberhafte Reaktionen und Fieberkrämpfe hervorruft, wurde vorgeschlagen, ihn separat zu impfen – aber nicht an verschiedenen Tagen, sondern an verschiedenen Stellen an einem Termin. Diese merkwürdige Strategie beseitigt nicht das Problem der gleichzeitigen Anwendung von vier Lebendimpfungen, ist aber zulassungsrechtlich abgesichert.

Sie können mit Ihrem Arzt besprechen, ob Sie nach dem Motto »Einmal ist keinmal« lieber pro Termin nur eine Impfung wünschen oder durch zwei oder mehrere Impfungen an einem Termin Arztbesuche sparen wollen.

Nach dem Impfen kommt das Trösten

So versuche ich zu erklären, auch schon bei den ganz Kleinen, dass es jetzt kurz wehtue und das notwendig und richtig sei und viel Leid erspare. Und dann müssen die Kinder getröstet werden.

Als wir formal ein Qualitätsmanagement (QM) in unserer Praxis einführen mussten, sprachen wir im Team über den Ablauf einer Impfung: von der Bestellung und Bevorratung der Impfstoffe über die Kühlschranktemperatur bis hin zur Entsorgung von Kanülen und Dokumentation der Chargennummern, um das Vorgehen verbindlich und schriftlich festzuhalten. Die QM-Beraterin fragte dann, was nach dem Impfen käme – und wollte hören: Kanülenabwurf, Eintrag in den Impfpass und so weiter. Aber ich sagte, nach dem Impfen komme das Trösten. Ungläubig schaute sie mich an und fragte, ob ich das ernst meine, was ich natürlich bejahte. Kopfschüttelnd vermerkte sie es in der Arbeitsanweisung und sagte, das sei ihr ja noch nie untergekommen. »Dann halt jetzt zum ersten Mal«, antwortete ich. Nach dem Impfen kommt das Trösten, und das kann manchmal, vor allem bei Säuglingen, der Arzt besser als die aufgeregte oder aufgelöste Mutter.

Es wird mit fortschreitendem Alter nicht leichter

Was Eltern, die zurückhaltend impfen wollen, nicht klar ist: Es wird nicht leichter mit fortschreitendem Großwerden. Kleinkinder kreischen, Kindergartenkinder weinen, Schulkinder verstecken sich, und die Jugendlichen kommen erst gar nicht. Letzteres war der Grund für die STIKO, die Hepatitis-B-Impfung mit der Grundimmunisierung zu kombinieren und gleich ins Säuglingsalter zu verlagern, obwohl hier die Infektionsgefahr minimal ist. Jugendliche kommen vielleicht einmal, aber dann nicht wieder zur Auffrischimpfung. Und die, die kommen, sind nicht die, die es nötig haben – das ist das große Problem der Jugendmedizin allgemein. Ich sage dann oft zu den Eltern, dass sie später froh sein werden für alles, was sie bereits hinter sich haben, denn je älter die Kinder werden, desto schwieriger wird es, ein Impfprogramm zeitgerecht durchzuführen. Während Säuglinge und Kleinkinder durch den straffen Vorsorgeplan häufiger gesehen werden, dünnen sich bei älteren Kindern die Gelegenheiten aus und versiegen schließlich ganz.

Subkutan oder intramuskulär

Es gibt Impfstoffe, die in den Muskel gespritzt werden müssen (intramuskulär), und andere, meist Lebendimpfstoffe, die unter die Haut injiziert werden (subkutan). Letztere sind weniger schmerzhaft, brennen manchmal, während intramuskuläre Injektionen, vor allem mit größeren Flüssigkeitsmengen, ordentlich schmerzen können. Manche Impfstoffe kommen außerdem mit fest eingebauten, viel zu dicken Kanülen daher. Oft lassen sie sich entfernen und durch dünnere ersetzen, manchmal sind sie fest ins Glas eingeschmolzen. Bei Säuglingen erfolgt die intramuskuläre Impfung in die seitliche Oberschenkelmuskulatur nach dem ersten Lebensjahr oder später, wenn die Oberarmmuskeln besser entwickelt sind, in den Deltamuskel des Oberarms. Subkutane Impfungen werden in der Regel ebenfalls am Oberarm vorgenommen, der gut zu fassen und zu halten ist. Das kann bei häufig vor Schreck wegzuckenden Kindern von großer Bedeutung sein. In den Po, den Gluteusmuskel, wird gar nicht mehr gespritzt, zu groß ist die Gefahr der Schädigung des Ischiasnervs. Mir ist es vor 25 Jahren noch passiert, dass Kinder, die ich ordnungsgemäß in den seitlichen Oberschenkelmuskel geimpft hatte und bei denen eine Lokalreaktion auftrat, notfallmäßig bei anderen Ärzten vorgestellt wurden, die den Injektionsort verständnislos bestaunten und kopfschüttelnd kommentierten. Auch heute noch sieht man auf meist von Agenturen aufgekauften Abbildungen in Fachzeitschriften, dass Kinder in den Po geimpft werden.

Kurz und schmerzlos

Nach der Erhebung der Vorgeschichte und des gegenwärtigen Gesundheitszustandes sowie einer orientierenden Untersuchung spielt sich die eigentliche Impfung wie folgt ab: Die Haut wird kurz durch einmaliges Abwischen mit einem getränkten Tupfer desinfiziert, dann etwas gespannt und gegenüber der darunterliegenden Muskelschicht verschoben, um nach dem Einstich und dem Loslassen den Stichkanal durch Übereinandergleiten der Gewebeschichten verschließen zu lassen. Grundsätzlich sollte man immer die dünnstmögliche Kanüle verwenden, auch damit der Impfstoff nicht durch den Stichkanal zurückfließt und unter die Haut gerät. Das Ganze sollte möglichst schnell gehen, Untersuchungen zufolge ist das am wenigsten belastend. Langsames und vorsichtiges Bohren oder Anziehen des Spritzenstempels, um auszuschließen, in einem Blutgefäß gelandet zu sein, sind eine unnötige Belastung.

Man wird die Impfstelle mit einem weiteren Tupfer abwischen und die Einstichstelle mit einem Pflaster schützen. Das ist nicht unbedingt nötig und dient eher dem Schutz der Wäsche bei einer kleinen nachfolgenden Blutung. Man kann auch die Einstichstelle fünf Minuten leicht massieren und auf ein Pflaster ganz verzichten. Ich rate in jedem Fall, das Pflaster bald wieder zu entfernen, damit keine Hautreaktionen beziehungsweise Pflasterallergien auftreten. Manchmal sieht man bei Schulkindern auch nach Wochen noch das Pflaster kleben, weil sie Angst vor dem Abziehen haben – und nicht selten erhebliche reaktive Hautveränderungen.

Nach der Impfung

Sie können den weiteren Alltag uneingeschränkt fortsetzen, Ihr Kind unbesorgt spielen und toben lassen, lediglich starke körperliche Belastungen sollten vermieden werden. So ist ein Marathonlauf sicher nicht indiziert, kommt aber in der Beratung auch nicht so häufig zur Sprache. Auch können die Kinder normal ihre Tageseinrichtung oder Schule besuchen. Lediglich bei Säuglingen nach der Sechsfachimpfung kann es vorkommen, dass es, meist nach sechs bis acht Stunden, relativ plötzlich zu einer Reaktion kommt, die sich durch Unruhe, unstillbares Schreien, Schwellung, Rötung und Übererwärmung des Beines, in seltenen Fällen auch durch Apathie und Reaktionslosigkeit äußern kann. Wissen die Eltern um diese Reaktion, werden sie nicht den Notarzt rufen oder eine Notaufnahme aufsuchen; es sollte Bestandteil der Impfaufklärung sein, auf diese möglichen Folgen hinzuweisen.

Die Behandlung besteht in Tröstung, Spazierengehen, Ablenken, Stillen und Auflage eines kühlen Umschlages bei örtlichen Beschwerden an der Impfstelle. Ruhe bewahren und dem Kind Halt geben sind die wichtigsten Ratschläge.

Die »Fieberzäpfchen«

Man sollte sie lieber »Schmerz-Fieberzäpfchen« nennen, denn die Wirkstoffe sind Schmerzmittel. Sie werden häufig empfohlen, manchmal sogar vorbeugend. Dazu ist zu sagen, dass sie zwar effektiv wirken, aber auch den Impferfolg schmälern können. So hat man weniger Reaktionen, doch auch weniger Wirkung. Ich rezeptiere im Vorfeld der Impfung ein solches Schmerz-Fieberzäpfchen mit dem Wirkstoff Paracetamol, 15 bis 25 Milligramm pro Kilogramm, oder Ibuprofen, 10 bis 15 Milligramm pro Kilogramm (also zum Beispiel 75-Milligramm-Paracetamol-Zäpfchen für etwa vier bis sechs Kilogramm schwere Säuglinge, darüber 125 Milligramm als einmalige Gabe), rate jedoch ausdrücklich, es *nicht* zu geben – es sei denn, die Eltern stehen kurz davor, den Notarzt zu rufen oder die Notaufnahme der Klinik aufzusuchen. Dieses Vorgehen hat sich sehr bewährt; denn wenn solch ein Medikament vorhanden ist, wissen die Eltern sich in der Sicherheit, es geben zu können, wenn es notwendig sein sollte. Ist es aber nicht vorhanden, und die Eltern suchen in der Not nachts um 23.00 Uhr die diensthabende Apotheke auf, wird es natürlich auch verabreicht – sonst wäre man ja umsonst gerannt. Das pure vorsorgliche Vorhandensein eines solchen Medikaments ist der beste Grund, es nicht geben zu müssen.

Die beste Tageszeit zum Impfen

Die Möglichkeit einer unvorhersehbaren Reaktion bei Säuglingen ist für mich der Grund, sie nur morgens und vielleicht nicht gerade an einem Freitag zu impfen, weil man dann den Tag noch vor sich hat und ich auch noch gut erreichbar bin, falls nach sechs, acht Stunden eine beunruhigende Reaktion eintreten sollte. Impft man dagegen um 17.00 Uhr, kommt es vielleicht um Mitternacht zu einer derartigen Komplikation, und nachts ist alles viel schlimmer als bei Tageslicht. Bei größeren Kindern ist der Impfzeitpunkt eher zu vernachlässigen. Schulkinder können natürlich auch am Nachmittag geimpft werden. Auch Lebendimpfungen wie etwa Masern-

Mumps-Röteln können jederzeit verabreicht werden. Sie verursachen keine unmittelbare Reaktion, sondern eine kleine Erkrankung mit verkürzter Inkubationszeit nach fünf bis etwa zwölf Tagen. So kann man auch hier nicht von *der* Impfung an sich sprechen, sondern sollte genau differenzieren, von welcher und von welchem Alter gesprochen wird.

Wie funktioniert eine Impfung?

Eine Impfung ist eine Immunisierung

Allgemeines Ziel von Impfungen ist der Erwerb einer stabilen und dauerhaften Abwehr gegen Krankheitserreger. Der Organismus soll gegen sie Immunität erwerben, sie unschädlich machen und beseitigen. Das ist Aufgabe des Immunsystems. Setzt es sich mit körperfremden Eiweißbausteinen auseinander – mit sogenannten Antigenen, wie sie Krankheitserreger und ihre Bestandteile enthalten –, kann es sie entweder tolerieren oder als ihm feindlich gesinnt erkennen und bekämpfen.

Dazu stehen ihm allgemeine und spezielle Abwehrfunktionen zur Verfügung. Die speziellen haben eine Gedächtnisfunktion. Ziel einer Immunisierung ist, dieses Gedächtnis zu erzeugen, zum einen durch die Bildung von Antikörpern, Eiweißen, die Fremdsubstanzen (Antigene) erkennen und unschädlich machen, oder durch Blutzellen, weiße Blutkörperchen (T-Lymphozyten), die die Erreger beseitigen. Die Fähigkeit eines solchen immunologischen Gedächtnisses ist die Voraussetzung für die Schutzwirkung bei einem erneuten Kontakt mit dem Erreger. Es muss allerdings von jedem Menschen neu erworben werden und wird nicht vererbt. Lediglich das Neugeborene ist in den ersten Monaten durch mütterliche Antikörper noch gefeit, es hat einen »Nestschutz«. Aber es gibt auch eine Art kollektives immunologisches Gedächtnis gegenüber bestimmten Seuchen. So haben die Masern bei ihrem ersten Auftreten in einer Bevölkerungsgruppe diese fast ausgelöscht, während sie in daran gewöhnten Populationen recht harmlos verlaufen. Der einstmals so gefürchtete Scharlach verläuft zurzeit sehr mild, und auch die sogenannte Schweinegrippe hat, bedingt durch die Immunisierung durch frühere, ähnliche Epidemien, nicht wie befürchtet gewütet.

Wie eine Schutzwirkung gegen Krankheiten erzielt werden kann, was das Immunsystem bekämpfen oder tolerieren muss, ohne aktiv zu werden, ist für den Organismus keine einfache Aufgabe. Das Problem liegt darin, dass der Körper ja nur fremde Stoffe, nicht aber sich selbst als fremd erkennen und bekämpfen soll. Haben Krankheitserreger oder Impfstoffe antigen wirkende Bestandteile, die auch der Organismus enthält, kann das Immunsystem die Abwehr auch gegen körpereigene Antigene richten. Der Körper bekämpft sich selbst, und so entstehen die heute sich immer mehr ausbreitenden Autoimmunerkrankungen (siehe Kapitel »Impfungen und Autoimmunität«).

Die Lebendimpfung

Bei einer Lebendimpfung setzt man den Organismus einem abgeschwächten Erreger aus, der gezähmt, »attenuiert« oder dem ursprünglichen Krankheitserreger verwandt ist. Diese Impfungen mit lebenden, vermehrungsfähigen Erregern nennt man »Lebendimpfungen«, etwa die Masernimpfung. Sie werden recht schmerzarm unter die Haut (subkutan) gespritzt und verursachen selten Brennen oder schmerzhafte örtliche Reaktionen. Allgemeinsymptome treten nach einer solchen Impfung nicht unmittelbar, sondern erst nach einer gegenüber der Wildinfektion meist verkürzten Inkubationszeit auf und entsprechen einem sehr milden Verlauf der Krankheit, vor der man schützen möchte.

Theoretisch reicht eine Impfung aus, in der Regel werden Lebendimpfungen aber zweimal gegeben, falls die erste nicht »angegangen« ist. Dies kann mehrere Gründe haben, die am Impfstoff oder an der Abwehrlage des Organismus liegen können. Feste Impfabstände sind hier nicht vorgeschrieben, eine Ergänzungsimpfung sollte aber frühestens nach vier Wochen erfolgen. Lebendimpfungen können nicht »überimpft« werden. Ist der Organismus bereits immun, wird das Immunsystem lediglich erinnert und wehrt die Erreger ab. Aus diesem Grunde können Lebendimpfungen in Impfstoffkombinationen auch dann verabreicht werden, wenn eine der vorzubeugenden Krankheiten schon durchgemacht wurde, also zum Beispiel Röteln bei einer notwendigen Masern-Mumps-Röteln-Impfung.

Lebendimpfungen dürfen bei immungeschwächten Patienten nicht eingesetzt werden, da die abgeschwächten Erreger sich bei ihnen unkontrolliert vermehren und zu schwereren Krankheitsbildern führen können. Auch in der Schwangerschaft sind sie kontraindiziert. Lebendimpfungen, die unter Umgehung des natürlichen Infektionsweges gespritzt werden, gelten als nicht ansteckend. Kontaktpersonen, auch Schwangere, sind nicht gefährdet.

Bei Neugeborenen und Säuglingen sind Lebendimpfungen nicht anzuwenden, weil die mütterliche Leihimmunität die gewünschte Auseinandersetzung des Organismus mit den abgeschwächten Erregern verhindert. Die Abwehrfunktion eines Säuglings hängt von der Immunitätslage der Mutter ab, dem Nestschutz. Der kann äußerst effektiv sein, etwa bei Masern, wenn die Mutter selbst noch die Krankheit durchgemacht hat, oder sehr schwach, zum Beispiel bei Windpocken.

Totimpfstoffe

Eine weitere Möglichkeit, eine Immunität zu erzeugen, besteht darin, diejenigen Erregerbestandteile zu injizieren, die für das Immunsystem eine eindeutige Erkennungs- und damit Bekämpfungsmöglichkeit bieten. Diese nennt man »Antigene«, und sie sind nicht vermehrungsfähig. Es kann sich dabei um Giftstoffe (Toxine) handeln, die der Erreger produziert, etwa bei Tetanus oder Diphtherie, oder abgetötete, inaktivierte Erreger oder Teile des Erregers. Die Kunst besteht darin, dass einerseits das Immunsystem diese fremden Antigene nicht einfach toleriert und keine Abwehr aufbaut, auf der anderen Seite diese Antigene keine Ähnlichkeit mit körpereigenen Eiweißen haben dürfen, damit die Abwehr sich nicht gegen den eigenen Körper richtet. Manchmal müssen Antigene für das Immunsystem erst erkennbar gemacht werden, indem sie an andere, stärker immunisierende Substanzen angehängt werden (Konjugatimpfstoffe).

Bei dem Versuch einer solchen Stimulierung des Immunsystems handelt es sich um eine Gratwanderung, deren Folgen im Individuum nicht sicher vorhersehbar sind. Totimpfstoffe müssen in aller Regel häufiger angewendet werden. Das Standardschema für fast jede Impfung dieser Art ist nach der Erstimpfung eine Auffrischung nach sechs Wochen und eine weitere (»Boosterimpfung«) nach einem halben Jahr. Nach fünf bis zehn Jahren können weitere Auffrischungen erforderlich werden. Sie werden meist in den Muskel, bei Säuglingen in den seitlichen Oberschenkel, sonst in den Deltamuskel des Oberarms gespritzt, was schon etwas schmerzt. Je nach Immunitätslage können Totimpfstoffe nach einigen Stunden mehr oder weniger ausgeprägte Lokalsymptome erzeugen: Rötung, Schwellung, Schmerzen, seltener auch Fieber. Totimpfstoffe, insbesondere Toxoidimpfstoffe, können grundsätzlich auch »überimpft«, das heißt zu oft geimpft werden und dann zu erheblichen Reaktionen führen. So ist die Frage nach der Anzahl der Impfungen und einer notwendigen Auffrischimpfung eine verantwortungsvolle.

Der Impferfolg und der Impfschutz können nur relativ unzuverlässig über eine Blutuntersuchung kontrolliert werden, weil der Nachweis von Schutzantikörpern (Titerbestimmung) im Blut keine sichere Aussage darüber zulässt, wie das Immunsystem im Falle einer Auseinandersetzung mit dem Krankheitserreger tatsächlich reagiert. Dennoch werden Antikörpertiter häufig als Maß für die Qualität des Impfschutzes herangezogen, weil es keinen anderen und besseren Nachweis gibt. Bei Lebendimpfungen kann man sich in der Regel mit dem Nachweis einer zweimaligen Impfung begnügen, Titerkontrollen erübrigen sich. Diese sind nur bei gefährdeten Personen im Rahmen der berufsgenossenschaftlichen Überwachung vorgeschrieben, obwohl bekannt ist, dass die Höhe der Antikörperkonzentrationen nur unzureichend mit dem tatsächlichen Schutz korreliert. Das führt häufig, ebenso im Rahmen der Schwangerenvorsorge, zu unnötigen Diskussionen, Berufsverboten und anderen fragwürdigen und Angst schürenden Schutzmaßnahmen.

Kombinationsimpfstoffe

In den letzten Jahren wurden immer mehr Kombinationsimpfstoffe entwickelt, um die wachsende Zahl von Impfungen besser anwendbar zu machen und weniger Injektionen vornehmen zu können. Dabei ist bei den Totimpfstoffen nicht so sehr die Zahl der Krankheiten entscheidend, gegen die geimpft wird, als vielmehr die Zahl der im Impfstoff enthaltenen Antigene.

Viele Eltern haben Bedenken bei solchen Impfstoffkombinationen, weil es im Falle einer Reaktion nicht möglich ist, sie einem bestimmten Bestandteil der Impfung zuzuordnen. Würde man aber gegen alle Krankheiten einzeln impfen, müssten nicht nur sehr viele Injektionen vorgenommen werden, sondern es würde sich auch die Menge der zugeführten weiteren Impfstoffbestandteile, Konservierungsmittel und Wirkungsverstärker, erhöhen. Daher sind Impfstoffkombinationen sehr zu empfehlen. Eine oftmals befürchtete Überlastung des Immunsystems ist unbegründet; so enthält ein heutiger Sechsfachimpfstoff 100-mal weniger Antigene als der früher gebräuchliche Keuchhusten-Ganzkeimimpfstoff allein. Der Säuglingsorganismus setzt sich täglich mit vielen Hunderten für ihn neuen Antigenen auseinander, die zwar nicht gespritzt werden, aber dennoch eine Herausforderung des Immunsystems bedeuten, die über die wenigen und wohldefinierten Antigene weit hinausgeht.

Anders ist es mit Lebendimpfungen, die ja eine aktive Auseinandersetzung mit den sich im Organismus vermehrenden abgeschwächten Erregern bedingt. Hier ist die Kombination weniger günstig, vor allem bei der Erstimpfung. Denn die Impfreaktion kann durch die unterschiedliche Inkubationszeit der Erreger etwas »unübersichtlich« ausfallen.

Nebenwirkungen und Komplikationen

Einige Stunden nach der Impfung sind lokale Reaktionen am Ort der Impfung bei Totimpfstoffen relativ häufig. Sie äußern sich in Rötung, Schwellung und Schmerzen. Allgemeinreaktionen wie Fieber, Appetitlosigkeit und Unwohlsein treten ebenfalls nach einigen Stunden auf und halten selten mehr als zwei Tage an. Sie sind bei Auffrischimpfungen je nach Zahl der vorangegangenen Immunisierungen häufiger als bei der ersten Impfung. Aus diesem Grund sollte man die Häufigkeit der Impfungen auf das Nötigste beschränken. Bei Lebendimpfungen gibt es selten Lokalreaktionen, bedingt durch die Auseinandersetzung mit dem Erreger kommt es aber regelhaft zu einer Allgemeinreaktion nach fünf bis vierzehn Tagen. Oft ist schwer zu entscheiden, ob es sich bei einer Impfreaktion um eine Allergie handelt. Diese ist extrem selten, vor allem bei der ersten Impfung, da sich eine Allergie erst entwickeln muss. Enthalten die Impfstoffe allerdings Hühnereiweiß – wie zum Beispiel der Gelbfieber-Impfstoff –, ist Hühnereiweißallergie eine Kontraindikation. Durch eine unsaubere oder schlechte Impftechnik kann es sehr selten zu Entzündungen beziehungsweise Abszessen kommen; Zusatzstoffe können Knötchen, Granulome oder Bläschen verursachen. Die impfstofftypischen Reaktionen werden bei den einzelnen Impfungen beschrieben. Auf mögliche Auswirkungen wird im Kapitel »Aspekte der Sicherheit« weiter eingegangen.

Impfung: Paracetamol schwächt Immunantwort

Säuglinge sollten mit der Impfung kein Paracetamol erhalten. Das war das Ergebnis einer Impfstudie mit 459 gesunden Säuglingen, die gleichzeitig den Sechsfachimpfstoff (TDaP-IPV-HIB-Hep), einen Pneumokokken-Impfstoff sowie die Schluckimpfung gegen Rotaviren erhielten. Da es dabei recht häufig zu den beschriebenen schmerzhaften Lokalreaktionen, Schmerzen und Fieber kommt, wurde die eine Hälfte der Säuglinge prophylaktisch mit Paracetamol behandelt, während die andere Hälfte nicht behandelt wurde. Zwar trat in der mit Paracetamol behandelten Gruppe signifikant seltener Fieber auf, und die Impfung wurde besser vertragen, doch war im Ergebnis die Antikörperbildung gegen alle Bestandteile deutlich geringer.

Selbst nach der Auffrischungsimpfung war die Immunantwort gegen einige Antigene geringer als in der nicht mit Paracetamol behandelten Kontrollgruppe.

Man kann daher nicht empfehlen, Kindern bei einer Impfung schmerz- und fiebersenkende Mittel zu verabreichen. Diese Erkenntnis hat weitreichende Konsequenzen im Hinblick auf den Umgang mit Fieber bei Erkrankungen überhaupt – die Bekämpfung mindert auch die Abwehrfunktion.

Arztwahl ist Vertrauenssache

Sie haben es nicht leicht, wenn Sie Ihr Kind oder sich selbst einem Arzt anvertrauen, weil Sie gleichzeitig das Gefühl nicht loswerden, ihm – oder dem Medizinsystem als Ganzem – ausgeliefert zu sein. Sie kennen den Arzt nicht wirklich, wissen nicht, wessen Geistes Kind er ist; und auch der Arzt weiß nicht, was Ihre persönlichen Ansichten und Wünsche sind. Denn der Rahmen des üblichen Arzt-Patienten-Kontakts erlaubt es nicht, sich gegenseitig ausreichend kennenzulernen. Auch innerfamiliäre Besonderheiten sind dem Arzt nicht immer bekannt. Sie müssen aber angesprochen werden.

Darf der das?

Durch die heute nicht selten komplizierteren familiären Konstellationen muss ich mich als impfender Arzt fragen, ob derjenige, der mir ein Kind vorstellt, überhaupt und in welchem Umfang dazu berechtigt ist, für das Kind über medizinische Maßnahmen zu entscheiden. Vielleicht sind Dritte, etwa der ebenfalls sorgeberechtigte getrennt lebende Vater oder andere wichtige Bezugspersonen, gar nicht damit einverstanden. So ist es mir bereits einige Male passiert, dass mich der andere, nicht anwesende Elternteil nach einer planmäßig anstehenden Impfung angerufen und mich beschimpft hat, weil ich hätte wissen müssen, dass er dieser Impfung nicht zugestimmt habe.

Jetzt frage ich in Zweifelsfällen immer nach und lasse sogar, wenn möglich, den nicht anwesenden Partner anrufen und vergewissere mich seiner Zustimmung. In jedem Fall ergibt sich die Pflicht zu dokumentieren, wer das Kind begleitet und ob diese Person berechtigt ist, Entscheidungen zu fällen.

Das Patienten-Arzt-Verhältnis ist kompliziert

Wer beauftragt mich als Arzt eigentlich zu meiner Tätigkeit, wem bin ich in erster Linie verpflichtet? In erster Linie sollte ich der Anwalt für das Wohlergehen des Kindes sein. Wir haben es in der Kinderheilkunde nicht wie sonst mit einem klaren Patienten-Arzt-Verhältnis zu tun, sondern in aller Regel mit mehreren Personen, wenigstens aber mit dreien. Man nennt dies ein »doppeltes Arbeitsbündnis«. Dazu kommt noch eine Anzahl im Hintergrund bleibender Mitwirkender wie etwa eine Schwiegermutter oder andere Ärzte in der Familie. So ergeben sich für den Arzt die Notwendigkeiten, drei- und mehrfache Arbeitsbündnisse erstellen zu müssen. Da ist es nicht selten schwierig, in erster Linie die Interessen des Kindes zu verfolgen, weil diese nur wahrgenommen werden können, wenn gleichzeitig Vertrauen zu den Bezugspersonen und zum Kind aufgebaut wird.

Ich kann nicht im Interesse des Kindes handeln, wenn Eltern das Kind erst gar nicht bringen. Misslingt ein solches »doppeltes Arbeitsbündnis«, kann es passieren, dass nicht im Interesse des Kindeswohles, sondern im Interesse Dritter gehandelt wird. Wird zu einseitig nur das Interesse des Kindes berücksichtigt, werden die Eltern das Kind der Behandlung entziehen. Zudem stehe ich als behandelnder Kinderarzt selbst in einem Spannungsfeld zwischen meinem ärztlichen Selbstverständnis, dem Auftrag der Eltern und der Interessen des Kindes. Dies ist heute bei den leider doch häufigen Trennungsauseinandersetzungen und Sorgerechtsstreitigkeiten besonders bedeutungsvoll geworden. Partnerkämpfe um das Kindeswohl entzünden sich nicht selten an solchen Fragen wie etwa Impfungen, auch um damit von den eigentlichen Konfliktpunkten abzulenken.

Versteckte Auftraggeber

Auch für andere »Auftraggeber« und die damit verbundene Dynamik muss der Arzt aufmerksam sein, zum Beispiel für die unausgesprochenen Vorwürfe der Großmutter des Kindes gegenüber ihrer Schwiegertochter – dass sie sich nicht richtig um ihr Kind kümmere. Derartige Auseinandersetzungen, die eigentlich auf die Beziehungsebene der betreffenden Personen gehören, sollen nämlich nicht auf dem Rücken des Kindes ausgetragen werden. Über solche versteckten Schuldzuweisungen müssen wir uns Gedanken machen, etwa durch vorsichtiges Nachfragen, welche Motive und Erwartungen an eine Impfplanung gestellt werden.

Interessenkonflikte

Für den Arzt bedingt dies die Auseinandersetzung mit dem eigenen Rollenverständnis: Wo stehe ich? Bin ich in erster Linie Anwalt des Kindes, Anwalt der Familien, Sachwalter der Gesellschaft oder, bedingt durch das Wirtschaftlichkeitsgebot, Knecht der Kostenträger? Verfolge ich die Ziele der Berufsgruppe oder des akademischen Selbstverständnisses der Kinderheilkunde oder bin ich Unternehmer im eigenen Betrieb? Diese verschiedenen Anwaltschaften und Rollenerwartungen führen notgedrungen zu Konflikten. Solche Interessenkonflikte lassen sich nicht vermeiden; sie gehören zum Alltag. Bereits die grundlegenden ethischen Prinzipien unseres Handelns führen häufig zu gegensätzlichen Standpunkten, die eine Abwägung notwendig machen: Eigenwohl gegen Gemeinwohl, Individuum gegen Gesellschaft, Kindeswohl gegen Elterninteressen, Vater gegen Mutter. Dazu kommen wirtschaftliche Aspekte, was um welchen Preis geleistet werden kann, mit der sich daraus ergebenden Frage der Verteilungsgerechtigkeit.

Ärzte müssen auch mit dem grundsätzlichen Interessenkonflikt leben, dass sie von Krankheit und Leid anderer leben. Sie werden nicht für Gesundheit bezahlt, sondern für »Leistungen«, die erbracht werden. So wird eine Impfberatung nur dann bezahlt, wenn eine Impfung auch wirklich stattfindet. Eine eingehende Beratungs-»leistung« dahingehend, dass eine Impfung nicht notwendig oder gar kontraindiziert ist, wird im Rahmen der gesetzlichen Krankenversicherung nicht vergütet.

Persönliche Verantwortung kann nicht abgegeben werden

Der Arzt muss in seinem Praxisalltag ständig diese moralischen Fragen des Gesundheitswesens reflektieren. Er kann diese Pflicht nicht an »die Gesellschaft« delegieren oder sich hinter Leitlinien und Empfehlungen verstecken. Damit würde er es sich zu leicht machen. Leitlinien sollen ärztliche Entscheidungen erleichtern, aber nicht vorwegnehmen. Die heutige Tendenz, unser ärztliches Handeln durch bekanntermaßen und nachgewiesen beeinflusste Leitlinien bestimmen zu lassen, ist verhängnisvoll. Dass die Erkenntnisse von heute die Irrtümer von morgen seien, kann nicht die resignierte Ausrede für die vielen fragwürdigen und interessengesteuerten Neuerungen der Medizin sein, die häufig schon nach kurzer Zeit auf dem Müllhaufen der Medizingeschichte landen. Im

Übrigen ist es in gerichtlichen Streitfällen nicht die STIKO, die vor Gericht steht, sondern der impfende Arzt – ganz unabhängig davon, ob sein Vorgehen leitliniengerecht und von der STIKO gedeckt ist oder nicht – wird persönlich zur Rechenschaft gezogen (mehr dazu im letzten Abschnitt des Kapitels »Impfen birgt Risiken – für Arzt und Patient«).

Selbstverteidigung: »Defensivmedizin«

Ärzte nehmen nicht selten Handlungen wie zum Beispiel Impfungen vor, die sie eigentlich für unnötig, überflüssig oder gar unsinnig halten, weil sie Angst vor gerichtlichen Konsequenzen und Unterlassungsvorwürfen haben. Es ist noch nie ein Arzt wegen Übertherapie verklagt worden, sehr oft dagegen wegen Unterlassung. Gerade junge Ärzte, die frisch von der Klinik kommen, sind gewohnt, »alles« zu machen, sich nicht dem ethischen Prinzip einer Verteilungsgerechtigkeit bei begrenzten Ressourcen unterwerfen zu müssen und das ethische Prinzip des Nichtschadens zu missachten. Wie schon in der Einführung gesagt wurde, kommt der Erfahrene aber mit wenig aus.

Der Umgang mit Zahlen

Unsere medizinisch-naturwissenschaftliche Welt wird heute fast ausschließlich von Zahlen und Daten geprägt. Nur die durch Studien sowie deren Metaanalysen beweisgestützte Medizin ist nach dem derzeitigen Paradigma wissenschaftlich. Zahlen und Statistiken sind allgegenwärtig, aber auch manipulierbar und interessengesteuert. Es ist für den Einzelnen oft undurchschaubar, welche Relevanz Risiken haben, etwa das Risiko eines Gebärmutterhalskrebses, gegen den die HPV-Impfung propagiert wird; und man lässt sich gern von Zahlen blenden, die unzulässig Fakten verallgemeinern, die nur in kleinen Teilbereichen gewonnen werden. So heißt es, Gebärmutterhalskrebs sei der häufigste Krebs bei Frauen, während dies in Wirklichkeit nur auf eine bestimmte Gruppe junger Frauen zutrifft, bei denen das Krebsrisiko ansonsten minimal ist. Insgesamt ist auf alle Frauen bezogen Gebärmutterhalskrebs weniger häufig als beispielsweise Bauchspeicheldrüsenkrebs, eine eher seltene Krebserkrankung. *»Große Zahlen liefern ein statistisch gesehen genaues Ergebnis, von dem man nicht weiß, auf wen es zutrifft. Kleine Zahlen liefern ein statistisch gesehen unbrauchbares Ergebnis, von dem man aber besser weiß, auf wen es zutrifft. Schwer zu entscheiden, welche dieser Arten von Unwissen die nutzlosere ist.«* (Beck-Bornholdt/Dubben 2003, Seite 34)

Was ist das Kindeswohl?

Das »Kindeswohl« gilt als zentrale Größe bei allen Entscheidungen, die Kinder und Jugendliche betreffen. Dieser eigentlich aus dem Familienrecht stammende Begriff hat viele Aspekte und einen weiten Interpretationsspielraum ohne eine gültige inhaltliche Ausgestaltung im medizinischen Bereich. Die Sorgeberechtigten dürfen im Sinne ihrer im Grundgesetz verankerten elterlichen Gewalt all das veranlassen, was nach allgemeiner Übereinkunft dem Wohle des Kindes dient. Aber hierüber lässt sich trefflich streiten, wie wir in Trennungsauseinandersetzungen um das mutmaßliche Kindeswohl immer wieder feststellen. Außerdem mischt sich der Staat im Sinne seiner Fürsorgepflicht immer mehr ein, wie die Kinderschutzgesetzgebungen der Länder und des Bundes zeigen. Das gilt wie die Diskussionen um verpflichtende Vorsorgen oder eine Impfpflicht zunehmend auch für Gesundheitsfragen.

Zustimmung und Einwilligung

Ein weiteres »heißes Eisen« ist die Einbeziehung der mit dem Alter wachsenden möglichen Zustimmungsfähigkeit der betroffenen Minderjährigen, wie es das Selbstbestimmungsrecht fordert, der Autonomiegedanke der medizinischen Ethik. Das Problem ist, zum Beispiel bei Impfungen: Um *wessen* Selbstbestimmung geht es? Wer bestimmt selbst: die Eltern oder das Kind? Die englische Sprache spricht beim Kindeswohl von *bestmöglicher* Wahrnehmung der Interessen des Kindes, vom *best interest of the child*, und unterscheidet hier *assent*, die »Zustimmung«, von *consent*, der »Einwilligung«. Wenn Kinder auch juristisch gesehen nicht einwilligen können, können sie dennoch altersangemessen zustimmen oder ablehnen. Wird ihnen dieses Recht beim Impfen zugestanden, darf es ihnen überhaupt zugestanden werden? Natürlich möchte ein Kind in erster Linie einmal nicht geimpft werden, denn die Frage »Schmerz jetzt oder ein möglicher Schmerz morgen oder irgendwann?« wird immer in Richtung »Schmerzverzicht jetzt« entschieden werden – alles andere liegt in weiter Ferne.

Pädiatrie: paternalistisch orientiert

Früher war es so, dass der Arzt Entscheidungen für den sich ihm anvertrauenden Patienten weitgehend nach eigenem Ermessen gefällt hat, dem bekannten »hippokratischen Eid« verpflichtet. Selten wurden Patienten in Entscheidungen mit einbezogen. Wie ein Vater (lateinischen *pater*) für sein Kind entscheidet, was gut für es ist, hat der Arzt selbstherrlich entschieden. Diese »Paternalismus« genannte Grundhaltung hat sich in den letzten Jahren sehr gewandelt und gilt, außer in Notfallsituationen, in denen es schnell gehen muss und man nicht groß diskutieren kann, nicht nur als überholt, sondern gar als unzulässig, im Extremfall als Körperverletzung. Davon ausgehend, dass jeder mündige Mensch für sein Tun die Verantwortung selbst trägt, hat das Selbstbestimmungsrecht, die Patientenautonomie, den medizinischen Paternalismus abgelöst. Heute wird der Patient in der Erwachsenenmedizin als gleichberechtigter Partner gesehen, der freie Arztwahl hat, Einfluss auf die

Therapie nimmt und somit selbst über die Behandlung entscheidet. Was die Konsequenzen aus dem Selbstbestimmungsrecht, dem Recht auf körperliche Unversehrtheit und damit dem Tatbestand einer Körperverletzung bei Eingriffen angeht, zu denen keine Einwilligung vorliegt, sind die Juristen den Medizinern weit voraus.

Anders ist es in der Kinderheilkunde. Hier ist die Lage schwierig und in letzter Konsequenz noch ungeklärt, wie übrigens auch in anderen Bereichen der Medizin, in denen wir es mit prinzipiell nicht einsichts- und einwilligungsfähigen Patienten zu tun haben. Da liegt die Entscheidungsverantwortung beim Arzt, dessen Aufgabe es ist, die angenommenen Bedürfnisse des Patienten vor dem Hintergrund seiner Wertorientierung sowie der seiner Bezugspersonen zu erfassen. Stellvertretend werden für das Kind Impfungen genau wie andere diagnostische und therapeutische Maßnahmen einfach entschieden, das Kind hat zu gehorchen, mitzutun und wird im Zweifelsfall durch Entrechtung, unter Umständen sogar der Eltern oder der Sorgeberechtigten, und mit Gewalt dazu gezwungen. So ist das in der Erwachsenenmedizin heute gängige Modell einer gemeinsamen Entscheidungsfindung auf die besondere Situation des Kindes nicht vollständig anwendbar, da neben dem Elternwillen und dem Willen der Ärzte oder »des Systems« das wie immer auch definierte »Kindeswohl« höheres Rechtsgut ist. Das führt dazu, dass die Kinderheilkunde wie kaum ein anderes Fach heute noch diese paternalistische Grundhaltung beibehalten hat: »Wir«, die Fachleute, die Kinderärzte, wissen, was gut für das Kind ist, und setzen in Extremfällen den Elternwillen mittels des Familiengerichts außer Kraft. Die in den letzten Jahren geführte Diskussion um die Beschneidung hat die Brisanz dieses Themas in die Öffentlichkeit getragen. Der jetzt hierzu gefundene Kompromiss ist faul, weil er Weltanschauungen der Eltern über das Recht des Kindes auf körperliche Unversehrtheit gesetzt hat.

Patientenrechte gestärkt

Bei konsequenter Anwendung und Verinnerlichung der neuen Patientenrechtegesetzgebung (siehe letzter Abschnitt im Kapitel »Das Impfgespräch«) kann der ärztlichen Selbstherrlichkeit eine deutliche Grenze gesetzt werden, damit den Kindern und Eltern das Gefühl des Ausgeliefertseins dem einer vertrauensvollen Zusammenarbeit weicht. Im Falle der Impfungen muss allerdings der Arzt Risiken und Alternativen erst einmal selbst kennen. Dies setzt die kritische Auseinandersetzung mit den einzelnen Impfstoffen und Empfehlungen voraus und kann zum Beispiel im Falle der Impfung gegen Rotaviren das Anhalten zum Stillen und die Möglichkeiten der Durchfall-Behandlung sein, etwa die Handhabung der Zucker-Salz-Lösung (siehe Ende des Kapitels »Reiseimpfungen und reisemedizinische Beratung«) zum Auffüllen des Kreislaufes. Im Falle einer HPV-Impfung kann die Alternative der geschützte Intimverkehr sein, beide genannten Maßnahmen schützen auch vor anderen als den wegzuimpfenden Erkrankungen und sind demnach viel nachhaltiger.

Generelles zu Impfungen

Die Ständige Impfkommission (STIKO) und die öffentlichen Impfempfehlungen

Die 1972 vom damaligen Bundesgesundheitsamt eingerichtete STIKO spricht die Empfehlungen zu Schutzimpfungen aus und aktualisiert sie in regelmäßigen Abständen. Die STIKO gehört heute zum Robert Koch-Institut (RKI), einer der drei Einrichtungen, die aus der Auflösung des Bundesgesundheitsamts im Jahr 1994 hervorgegangen sind. Die Rechtsgrundlage für die Berufung der STIKO ist in Paragraf 20 des Infektionsschutzgesetzes (IfSG) verankert. Jährlich im August werden in der Hauszeitschrift des RKI, dem auch im Internet einsehbaren *Epidemiologischen Bulletin*, die neuen Empfehlungen publiziert. Eine längere Begründung für strittige Fragen wird meist in den nachfolgenden Ausgaben nachgeliefert. Bei drängenden Fragestellungen wie Krankheitsausbrüchen oder Impfstoffzwischenfällen werden zeitnahe Stellungnahmen abgegeben. Die 12 bis 18 STIKO-Mitglieder werden für die Dauer von drei Jahren vom Bundesminister für Gesundheit in Abstimmung mit den Gesundheitsbehörden der Länder berufen: Universitätsprofessoren für Kinderheilkunde, Virologen, Ärzte des öffentlichen Gesundheitswesens, Epidemiologen und niedergelassene Ärzte. Die Aufgabe dieser ehrenamtlich tätigen Expertenkommission ist, wissenschaftliche Empfehlungen für die notwendigen Schutzimpfungen in Deutschland auszusprechen, wobei es sich nach der Zielsetzung des IfSG eigentlich nur um epidemiologisch relevante Impfungen handeln sollte. Weder der individuelle Schutz noch die wirtschaftlichen Kosten-Nutzen-Bewertungen gehören zum gesetzlichen Auftrag der STIKO. Nach der Geschäftsordnung werden Empfehlungen auf der Basis von Wirksamkeitsangaben und Informationen zu möglichen Impfrisiken sowie unter Einbeziehung der epidemiologischen Nutzen-Risiko-Abwägung ausgesprochen.

Die Umsetzung der STIKO-Empfehlung durch Länder und Kostenträger

Impfungen werden von den Gesundheitsbehörden der Länder auf der Grundlage der STIKO-Empfehlungen entsprechend Paragraf 20 Absatz 3 des Infektionsschutzgesetzes (IfSG) »öffentlich empfohlen« und durch die Schutzimpfungsrichtlinien (SIR) des Gemeinsamen Bundesausschusses (G-BA) der Ärzte und Krankenkassen in die Regelversorgung übernommen, wobei damit auch die Verpflichtung der Finanzierung eindeutig geregelt wurde. Seit 2007 müssen die STIKO-Empfehlungen eins zu eins umgesetzt werden; zuvor gab es immer wieder Diskussionen darüber, ob Krankenkassen den immer weiter gehenden Empfehlungen der STIKO folgen müssen. Dadurch haben die Empfehlungen der STIKO unmittelbaren Einfluss auf die Gesundheitsausgaben und den Umsatz von Impfstoffen. Pikanterweise wurde unmittelbar vor der Empfehlung der sehr teuren Impfung gegen die humanen Papillomaviren (HPV) die vollständige Umsetzung der STIKO-Empfehlung in die gesetzliche Regelversorgung beschlossen.

Die STIKO-Empfehlung vom 20. August 2020 hat endlich offiziell das »2+1-Schema« empfohlen, ein längst überfälliger Schritt (siehe Abschnitt »Impfstoff-Zulassungsstudien in privater Hand«). Die Meningokokken-B-Impfung wird weiterhin nicht für alle Kinder empfohlen (siehe Abschnitt »Meningokokken«).

Verantwortung aller Ärzte für einen ausreichenden Impfschutz

Die STIKO drängt darauf, die Grundimmunisierung frühzeitig zu beginnen, ohne Verzögerungen durchzuführen und zeitgerecht abzuschließen, und appelliert an die Verantwortung aller Ärzte für den Impfschutz ihrer Patienten. So soll jeder Arztbesuch von Kindern und Erwachsenen dazu genutzt werden, die Impfdokumentation zu überprüfen und gegebenenfalls den Impfschutz zu vervollständigen. Nach der Grundimmunisierung soll durch regelmäßige Auffrischimpfungen dafür gesorgt werden, dass der notwendige Impfschutz erhalten bleibt und je nach Fortschritt der Erkenntnisse gegen weitere Erreger erweitert wird.

Impfleistung des Arztes nach STIKO

Der Rahmen der erwarteten Impfaufklärung ist sehr weit gefasst: Der Arzt soll Informationen über die zu verhütende Krankheit und den Nutzen der Impfung vermitteln, über Beginn und Dauer der Schutzwirkung sowie notwendige Auffrischimpfungen informieren. Er muss die aktuelle Befindlichkeit, die Vorgeschichte und die Impfanamnese erheben, das Vorliegen möglicher Kontraindikationen feststellen – etwa Schwangerschaft oder Immunschwächen –, akute Erkrankungen ausschließen, Hinweise auf mögliche unerwünschte Arzneimittelwirkungen und Komplikationen sowie Empfehlungen über Verhaltensmaßnahmen im Anschluss an die Impfung aussprechen und schließlich die Impfung im Impfausweis oder in einer Impfbescheinigung sowie in seiner eigenen Dokumentation in allen Details festhalten, um gegebenenfalls bei Verlust der Impfunterlagen eine Zweitschrift ausstellen zu können. Natürlich sollte auch der Inhalt der Impfaufklärung in allen Details festgehalten und protokolliert werden; Ansprüche, die sich in keinem Fall so durchsetzen lassen. Eine eigentlich allgemeine Impfberatung ist in der Regelversorgung nicht vorgesehen. Denn wie gesagt erfolgt die Honorierung einer Impfberatung im Rahmen der gesetzlichen Krankenversicherung nur bei tatsächlicher Durchführung einer Impfung. Damit wird aber einem »Impfen um jeden Preis« unter Missachtung der Patientenpräferenzen Vorschub geleistet, denn eine gründliche und gewissenhafte Impfberatung kann ja auch ohne Impfung ausgehen: wenn die Impfung dann nicht gewünscht oder sie sich im individuellen Fall als unnötig oder gar kontraindiziert erweist.

Impfkalender (Standardimpfungen) für Säuglinge, Kinder, Jugendliche und Erwachsene

Der derzeitige Impfkalender umfasst Impfungen zum Schutz vor Tetanus (T), Diphtherie (D/d), Pertussis (aP/ap), Hämophilus influenzae Typ B (HIB), Poliomyelitis (IPV), Hepatitis B (HB), Pneumokokken, Rotaviren (RV), Meningokokken C, Masern, Mumps, Röteln (MMR), Varizellen (V) sowie gegen humane Papillomaviren (HPV) und Influenza.

Gemäß STIKO sollen Impfungen generell zum frühestmöglichen Zeitpunkt erfolgen. Es sollten Kombinationsimpfstoffe verwendet werden, um die Zahl der Injektionen möglichst gering zu halten. Aus diesem Grunde werden Impfungen mit Kombinationsimpfstoffen für Ärzte vergleichsweise besser honoriert als Einzelimpfungen. Es soll verhindert werden, dass Ärzte kombinierbare Impfungen einzeln impfen, um bei dem geschilderten Missverhältnis zwischen Aufwand und Bezahlung mehr Honorar zu erzielen. Die Überprüfung des Impfstatus ist bei jedem Arztkontakt erwünscht, und fehlende Impfungen sind entsprechend den Empfehlungen für das jeweilige Lebensalter sofort nachzuholen.

Zu den Mindestabständen zwischen zwei Impfungen sowie zur Möglichkeit der gleichzeitigen Anwendung mehrerer Impfstoffe gelten die Fachinformationen der jeweiligen Hersteller, die auf der Zulassung des Impfstoffes fundieren. Diese decken sich nicht immer mit den STIKO-Empfehlungen, sondern weichen unter Umständen erheblich davon ab. Der empfohlene Mindestabstand, vor allem zur letzten Impfung eines Impfzyklus, sollte nicht unterschritten werden. Die in den üblichen Tabellen angegebenen Impftermine berücksichtigen den für den Aufbau eines Impfschutzes notwendigen Mindestabstand.

Vorsorgeuntersuchungen für Impftermine nutzen

Bei Kindern bietet es sich an, die Früherkennungsuntersuchungen (U1 bis U9 sowie jetzt auch die Schulkinduntersuchungen U10 und U11), die Schuleingangsuntersuchung, die Jugendgesundheitsuntersuchungen (J1, J2) und die Jugendarbeitsschutzuntersuchungen zur Impfinformation und entsprechender Vornahme von Impfungen zu nutzen. Wegen einer angenommenen besonderen Gefährdung in der frühen Kindheit wird es von der STIKO für notwendig erachtet, empfohlene Impfungen für Säuglinge möglichst frühzeitig durchzuführen und spätestens bis zum Alter von 14 Monaten die Grundimmunisierungen zu vollenden beziehungsweise bis zum zweiten Geburtstag bei Masern, Mumps, Röteln und Windpocken die zweite Impfung vollzogen zu haben. Nicht nur die STIKO, sondern auch niedergelassene Ärzte machen immer wieder die Erfahrung, dass Impfungen, die später als empfohlen begonnen wurden, häufig nicht zeitgerecht fortgesetzt werden, da sich die Abstände

Impfung	Alter in Wochen	Alter in Monaten			
	6	2	3	11–14	15–23
Tetanus		G1	G2	G3	N
Diphtherie		G1	G2	G3	N
Pertussis		G1	G2	G3	N
HIB H. influenzae Typ B		G1	G2[c]	G3	N
Poliomyelitis		G1	G2[c]	G3	N
Hepatitis B		G1	G2[c]	G3	N
Pneumokokken[a]		G1	G2	G3	N
Rotaviren	G1[b]	G2		(G3)	
Meningokokken C				G1	
Masern				G1	G2
Mumps, Röteln				G1	G2
Varizellen				G1	G2
Influenza					
HPV Humane Papillomaviren					

Erläuterungen

G Grundimmunisierung (in bis zu 4 Teilimpfungen G1–G4)

A Auffrischimpfung

S Standardimpfung

N Nachholimpfung (Grundimmunisierung aller noch nicht Geimpften bzw. Komplettierung einer unvollständigen Impfserie)

a Frühgeborene erhalten eine zusätzliche Impfstoffdosis im Alter von 3 Monaten, d. h. insgesamt 4 Dosen.

b Die 1. Impfung sollte bereits ab dem Alter von 6 Wochen erfolgen, je nach verwendetem Impfstoff sind 2 bzw. 3 Dosen im Abstand von mindestens 4 Wochen erforderlich.

c Bei Anwendung eines monovalenten Impfstoffes kann diese Dosis entfallen.

Alter in Jahren					
2–4	5–6	9–14	15–17	ab 18	ab 60
N	A1	A2		A (ggf. N)[e]	
N	A1	A2		A (ggf. N)[e]	
N	A1	A2		A (ggf. N)[e]	
N					
	N	A1		ggf. N	
		N			
					S[g]
		N			
		N		S[f]	
		N			
		N			
					S (jährlich)
		G1[d] G2[d]	N[d]		

d Standardimpfung, jetzt für beide Geschlechter, im Alter von 9 bis 13 bzw. 9 bis 14 Jahren (je nach verwendetem Impfstoff) mit 2 Dosen im Abstand von 6 Monaten, bei Nachholimpfung im Alter > 13 bzw. > 14 Jahren oder bei einem Impfabstand von < 6 Monaten zwischen 1. und 2. Dosis ist eine 3. Dosis erforderlich (Fachinformation beachten).

e Td-Auffrischimpfung alle 10 Jahre. Die nächste fällige Td-Impfung einmalig als TDaP- bzw. bei entsprechender Indikation als TDaP-IPV-Kombinationsimpfung.

f Einmalige Impfung für alle nach 1970 geborenen Personen > 18 Jahre mit unklarem Impfstatus, ohne Impfung oder mit nur einer Impfung in der Kindheit, mit einem MMR-Impfstoff.

g Einmalige Impfung mit Polysaccharid-Impfstoff.

gegenüber den im ersten Lebensjahr relativ dichten Arztkontakten auf jährliche Vorsorgeuntersuchungen verringern. Wenn reduzierte oder veränderte Impfschemata in Anwendung gebracht werden, ist dieser Aspekt besonders zu beachten, und gerade dann sind die vereinbarten Impftermine genau einzuhalten.

»Vollständig geimpft?«

Vor dem Eintritt in eine Gemeinschaftseinrichtung, spätestens aber vor dem Schuleintritt, ist für einen altersentsprechenden vollständigen Impfschutz Sorge zu tragen, was aber schon deswegen schwer zu realisieren ist, weil bestimmte Impfungen nur in einem begrenzten Zeitfenster durchgeführt werden können. So muss etwa die Rotavirus-Impfung mit etwa einem halben Lebensjahr abgeschlossen sein. Eine Impfung gegen Hämophilus influenzae Typ B (HIB) wird nur bis zum fünften Geburtstag und die Impfung gegen Pneumokokken nur bis zum vollendeten zweiten Lebensjahr nachgeholt. Bei Kindern, die diese Impfungen nicht erhalten haben, kann im Grunde deshalb nie eine Bescheinigung »Vollständig geimpft« ausgestellt werden, und wenn es dem Gesetzgeber irgendwann einfällt, eine allgemeine Impfpflicht für alle von der STIKO empfohlenen Impfungen vorzuschreiben, ist dies für ältere Kinder gar nicht mehr zu realisieren. Derzeit gibt es eine Impfpflicht nur für die Masernimpfung (siehe Kapitel »Eine Impfpflicht soll Kinder vor Masern schützen – und Erwachsene ebenso«).

Weitere empfohlene Impfungen

Neben den von der STIKO empfohlenen sind weitere Impfindikationen möglich, die im Einzelfall sinnvoll sein können. Es liegt in der Verantwortung des Arztes, seine Patienten bei Vorliegen bestimmter individueller Risiken darauf hinzuweisen. Insofern soll eine fehlende STIKO-Empfehlung den Arzt nicht an einer begründeten Impfung hindern.

Dabei kann es sich um Impfungen aufgrund einer Erkrankung, eines beruflichen Risikos oder um Reiseimpfungen handeln. Bei Letzteren kann sich eine Indikation aufgrund internationaler (etwa Gelbfieber) oder regionaler Gesundheitsvorschriften (Meningokokken-Impfung bei Mekkapilgern) handeln oder Impfungen zum individuellen Schutz bei besonderen Risiken (siehe Kapitel »Reiseimpfungen und reisemedizinische Beratung«). Auch berufsgenossenschaftliche Vorschriften können Impfindikationen bei besonders gefährdeten Personen bedingen. Zu denen zählen unter anderen neben den angestellten Ärzten auch Arzthelferinnen, Kindergärtnerinnen, Lehrer und so weiter.

Versorgungsansprüche wegen eines Impfschadens gemäß Paragraf 60 IfSG werden nur bei den von den Landesgesundheitsbehörden öffentlich empfohlenen Impfungen gewährt. Neben der STIKO leistet sich der Freistaat Sachsen eine eigene, die Sächsische Impfkommission (SIKO), deren Empfehlungen oft über die der STIKO hinausgehen. Das Land Sachsen hat dann aber auch für die Folgen der weitergehenden Empfehlung einzustehen.

Impfen im internationalen Kontext

Der Vergleich mit der deutschen Impfempfehlung der STIKO und den Impfempfehlungen anderer, auch europäischer Länder zeigt, dass es beträchtliche Unterschiede gibt, auch wenn alle Nationen sich letztlich auf die Empfehlungen der Weltgesundheitsorganisation (WHO) berufen. Das liegt daran, dass sich zum einen nicht

Internationale Impfempfehlungen im 1. und 2. Lebensjahr

	Rotaviren	Tetanus	Diphtherie	Pertussis	HIB	Polio	Hep B	Pneum.	Men B	Men C	MMR	VZ
Belgien	◦	◦	◦	◦	◦	•	◦/¤	◦		◦	◦	
Dänemark		◦	◦	◦	◦	◦		◦			◦	
Deutschland	◦	◦	◦	◦	◦	◦	◦	◦		◦	•	◦
Frankreich		•	•	•	•	•	•	•		•	•	
Griechenland	◦	•	•	◦	◦	•	•	◦	◦	◦	◦	◦
Großbritannien	◦	◦	◦	◦	◦	◦	◦	◦	◦	◦	◦	
Irland		◦	◦	◦	◦	◦	◦	◦	◦	◦	◦	
Italien		•	•	•	•	•	•	◦	◦	◦	•	•
Luxemburg	◦	◦	◦	◦	◦	◦	◦	◦		◦	◦	◦
Niederlande		◦	◦	◦	◦	◦	◦	◦		◦	◦	
Norwegen	◦	◦	◦	◦	◦	◦		◦			◦	
Österreich	◦	◦	◦	◦	◦	◦	◦	◦	◦	◦	◦	◦
Polen	◦	•	•	•	•	•	•	•		◦	•	◦
Portugal		◦/¤	◦/¤	◦	◦	◦	◦	◦		◦	◦	
Schweden	◦	◦	◦	◦	◦	◦	◦	◦			◦	
Schweiz		◦	◦	◦	◦	◦	◦	◦		◦	◦	
Spanien		◦	◦	◦	◦	◦	◦			◦	◦	◦
Ungarn		•	•	•	•	•		◦			•	•

◦ Allgemein empfohlene Impfung
¤ Verpflichtende Impfung für Risikogruppen
● Verpflichtende Impfung für alle

3 + 1 Grundimmunisierung mit 4 Impfungen
2 + 1 Grundimmunisierung mit 3 Impfungen

nach http://vaccine-schedule.ecdc.europa.eu und http://www.eurosurveillance.org (letzter Aufruf 31.1.2021) nur die Erkrankungen und ihr Erregerspektrum (Beispiel Meningokokken), sondern auch Gesundheitssysteme und Behandlungsmöglichkeiten von Land zu Land etwas unterscheiden, zum anderen aber auch daran, dass Gefährdungen, etwa durch Windpocken oder Hepatitis B, unterschiedlich wahrgenommen werden.

So werden reduzierte Impfprogramme, wie sie seit 2020 in Deutschland empfohlen sind, mit drei statt vier Impfungen zur Grundimmunisierung (DTaP-IPV und HIB) in allen skandinavischen Ländern, Italien, Österreich und Frankreich empfohlen. Die Hepatitis-B-Impfung wird in etwa der Hälfte der europäischen Staaten nicht allgemein empfohlen. Nur wenige der größeren Länder, nämlich nur Deutschland, Griechenland, Österreich und Polen empfehlen die Windpocken-Impfung. Die Meningokokken-C-Impfung wird in keinem der skandinavischen Länder empfohlen, in Spanien und Großbritannien dagegen bereits im ersten Lebensjahr. Die sich immer mal ändernden nationalen Impfpläne ausgewählter europäischer Länder sind in der folgenden Tabelle angegeben und unter http://vaccine-schedule.ecdc.europa.eu aktuell dargestellt. Die Impfpläne weltweit können auf der Webseite der WHO eingesehen werden.

Die Impfstrategie der WHO

Übertragbare Krankheiten wie Masern, Polio, Aids, Malaria sowie Pandemien können nur mit globalen Bekämpfungsmaßnahmen und Impfprogrammen angegangen werden. Daher hat sich die Weltgesundheitsorganisation WHO dieses Themas besonders angenommen. Die WHO ist eine Unterorganisation der Vereinten Nationen mit Sitz in Genf. Sie wurde 1948 gegründet und zählt derzeit 194 Mitgliedsstaaten. Sie übernimmt für die Vereinten Nationen die Koordination des internationalen öffentlichen Gesundheitswesens. Ihre Hauptaufgabe ist die Bekämpfung der Erkrankungen, mit besonderem Schwerpunkt auf Infektionskrankheiten, sowie die Förderung der allgemeinen Gesundheit. Die WHO ist aber chronisch unterfinanziert und damit zunehmend von den Interessen privater Geldgeber abhängig: Von dem vier Milliarden Dollar schweren Budget stammt nur knapp eine Milliarde aus Beiträgen der Mitgliedsstaaten.

Die erweiterte Impfempfehlung der WHO (*EPI – expanded programme on immunization*, aufgestellt 1974) enthielt ursprünglich DPT, Masern, Polio und Tuberkulose. Diese sollten bis zum Jahre 1990 für alle Kinder verfügbar gemacht werden und galten als ein wesentliches Element der Kampagne »Gesundheit für alle im Jahr 2000«. Seither sind in den meisten Mitgliedsländern zuerst Hepatitis B und HIB und letztens Pneumokokken und Rotavirus mit in die nationalen Impfpläne auch einkommensschwacher Länder aufgenommen worden.

GAVI – die Impfallianz

Die *Global Alliance for Vaccines and Immunisation* (GAVI) wurde im Jahr 2000 gegründet, um die stagnierenden oder gar rückläufigen Impfraten vieler, vor allem armer Länder zu steigern und neue Impfungen zu etablieren. Somit ist das primäre Ziel dieser öffentlich-privaten Partnerschaft, armen Ländern den Zugang zu Impfungen gegen impfpräventable Krankheiten zu ermöglichen. GAVI-Mitglieder sind neben der Bill & Melinda Gates Foundation viele Regierungen von Industrie- und Entwicklungsländern, die WHO, UNICEF, die Weltbank, Nicht-Regierungs-Hilfsorganisationen (NGOs), Gesundheits- und Forschungseinrichtungen und neben weiteren privaten Gebern die Impfstoffhersteller aus Industrie- und Entwicklungsländern. GAVI steht, wie der Name sagt, von der Ausrichtung her nicht für ein Programm zur Verbesserung der Kindergesundheit, sondern nur für den Aspekt der Impfung als Teilmaßnahme zum Erreichen des Millenniumsziels Nummer vier, der Senkung der Kindersterblichkeit von unter Fünfjährigen um zwei Drittel bis 2015. (Zur Kritik an der GAVI siehe Abschnitt »Kritik an der GAVI« im Kapitel »Ungute Verflechtungen: STIKO, EMA, WHO und GAVI«.)

Die Impfungen im Einzelnen

Tetanus

Erkrankung: Wundstarrkrampf, eine schwere, oft tödliche Erkrankung durch das Gift (Toxin) des Bakteriums *Clostridium tetani*, das eine spastische Lähmung auslöst. Besonders gefürchtet ist der von einer Nabelinfektion ausgehende Wundstarrkrampf bei Neugeborenen (Nabeltetanus). Der Erreger kommt im Erdreich vor, besonders bei Pferdehaltung, und war daher früher auf den Straßen sehr verbreitet. Besonders gefährdet sind daher mit Erdreich verschmutzte, tiefe Wunden, nicht dagegen einfache Schnittverletzungen im Haushalt.

Impfziel: Das Ziel der Impfung ist nicht die Beseitigung der Erreger, sondern der individuelle Schutz.

Art der Impfung und Inhaltsstoffe: Die Impfung richtet sich gegen das Gift des Erregers, nicht gegen den Erreger selbst. Es ist ein abgeschwächtes Toxin, »Toxoid«, mit dem geimpft wird. Der mit relativ großen Mengen Aluminiumhydroxid adjuvantierte (wirkverstärkte) Impfstoff sollte nur in Kombination mit weiteren Impfstoffen verabreicht werden; eine Einzelimpfung ist nicht sinnvoll, weil es bei Tetanus-Überimpfung häufiger zu ausgeprägten Lokalreaktionen und unter Umständen zu blockierenden Antikörpern kommt. Die reflexhafte Tetanus-Impfung bei kleinen Verletzungen sollte deshalb ohne Kenntnis des Vorimpfschutzes unterbleiben; bei drei oder mehr Vorimpfungen ist bei geringfügigen Wunden gar keine Impfung nötig, bei stärker verschmutzten, tiefen Wunden ist eine einmalige Auffrischung mit einem Kombinationsimpfstoff nötig. In gar keinem Fall muss mit der ganzen Impfserie wieder von vorn angefangen werden, wie es immer noch häufig praktiziert wird. Selbst die STIKO sagt heute: »Jede Impfung zählt.«

Impfplan: Die Grundimmunisierung besteht aus zwei Impfungen im Abstand von vier bis acht Wochen und einer Auffrischung nach sechs bis zwölf Monaten. Weitere Impfungen können nach fünf bis zehn Jahren erfolgen; mit fünf Dosen besteht höchstwahrscheinlich ein lebenslanger Schutz.

Personenkreis: Alle Menschen sollten gegen Tetanus geimpft sein.

Kritik: Unter unseren Gegebenheiten ist eine Tetanus-Impfung im ersten Lebensjahr nicht notwendig. Der Nabeltetanus kann durch einen ausreichenden Impfstatus der Mutter sicher verhindert werden. Die Tetanus-Impfung ist sinnvoll, wird aber viel zu häufig geimpft und aufgefrischt. In Deutschland hat ein Viertel aller Erwachsenen so hohe Antikörper, dass eine Auffrischung nicht sinnvoll und sogar schädlich ist. Da in allen Impfstoffkombinationen auch Tetanus enthalten ist, vergibt man sich bei einer Einzelimpfung die Chance einer Mitimpfung gegen andere Erreger und riskiert auf die Dauer eine Tetanus-Überimpfung. Durch das frühere Grundimmunisierungsschema mit vier Impfungen (3+1) ist eine spätere Überimpfung programmiert; routinemäßige Auffrischungen alle zehn Jahre für das ganze Leben sind in den meisten Ländern unüblich, unnötig und sollten aus den Empfehlungen gestrichen werden. Im *Infektionsepidemiologischen Jahrbuch* des Robert Koch-Instituts für 2014 werden Tetanusfälle gar nicht mehr erwähnt.

Die Tetanus-Impfung wird mit T oder TT (Tetanustoxoid) abgekürzt.

Diphtherie

Erkrankung: Die Diphtherie wird durch den Giftstoff des Erregers *Corynebacterium dipheriae* ausgelöst. Bedeutsam ist besonders die Rachendiphtherie, die zum Tod durch Ersticken führen kann und die man früher als »Würgeengel der Kinder« bezeichnete. Die Entwicklung eines Schutzserums gegen diese Erkrankung wurde 1901 mit dem ersten Nobelpreis für Medizin ausgezeichnet. Wundinfektionen durch Diphtherie kommen ebenfalls vor, gefürchtet sind Herzmuskelentzündungen und Lähmungskomplikationen.

Impfziel: Da sich der Impfstoff lediglich gegen das von den Erregern produzierte Toxin richtet und nicht gegen die Verbreitung des Erregers selbst, steht der individuelle Schutz im Vordergrund. Warum trotzdem ein epidemiologischer Effekt der Impfung nachweisbar ist, bleibt unklar.

Art der Impfung und Inhaltsstoffe: Ähnlich wie bei der Tetanus-Impfung wird mit einem mit Formaldehyd abgeschwächten Gift (Toxoid) eine Immunisierung erzeugt. Die bei Kindern gebräuchliche Toxoiddosis (mit dem Großbuchstaben »D« benannt) ist mit 30 Einheiten wesentlich höher als bei Älteren, ab dem sechsten Lebensjahr wird daher eine geringere Toxoidmenge appliziert (fünf Einheiten), die mit dem Kleinbuchstaben »d« bezeichnet wird. Eine höhere Dosis führt gehäuft zu ausgeprägten Lokalreaktionen, möglicherweise bedingt durch eine natürliche Immunisierung mit weniger krank machenden Erregerstämmen. Der Impfstoff wird mit Aluminiumhydroxid adjuvantiert und in der Regel als Kombinationsimpfstoff verabreicht – siehe Abschnitt »Der Sechsfachimpfstoff (TDaP-IPV-HIB-Hep)«.

Impfplan: Die Diphtherie-Impfung wird nach dem Grundimmunisierungsschema appliziert, bestehend aus zwei Impfungen im Abstand von vier bis acht Wochen und einer Auffrischung nach sechs bis zwölf Monaten. Weitere Impfungen müssen mit dem geringer dosierten »d«-Impfstoff erfolgen, der nicht einzeln erhältlich, aber in den Auffrischkombinationen enthalten ist. Mit fünf Dosen besteht höchstwahrscheinlich ein lebenslanger Schutz, obwohl die Schutzwirkung der Impfung insgesamt nicht hundertprozentig ist.

Personenkreis: Alle Menschen sollten gegen Diphtherie geimpft sein.

Kritik: Unter den derzeitigen Gegebenheiten ist eine Impfung im ersten Jahr nicht notwendig. Es ist unklar, warum eine Impfung, die sich ausschließlich gegen das von den Erregern produzierte Toxin richtet, einen »Herdeneffekt« auf die Gesamtbevölkerung haben kann, also das Vorkommen des Erregers in der Bevölkerung insgesamt beeinflusst. Denn der Erreger wird durch die Impfung selbst nicht bekämpft. Diphtherie-Ausbrüche in armen Ländern haben gezeigt, dass ursprünglich wohl ein recht guter Schutz durch häufige natürliche, harmlose Infektionen bestand, der erst bei verbesserten Lebensbedingungen verschwand und dann zu epidemieartiger Ausbreitung in wirtschaftlich bessergestellten Kreisen führte. 2018 wurden in Deutschland ein Fall von Rachendiphtherie gemeldet, 25 Fälle von Hautdiphtherie, kein Todesfall.

Die Diphtherie-Impfung wird mit D abgekürzt, wenn es sich um die volle Dosis, mit d, wenn es sich um die auf ein Zehntel reduzierte Erwachsenendosis handelt.

Kinderlähmung (Poliomyelitis)

Erkrankung: Kurz »Polio« genannt wird eine Magen-Darm-Infektion durch die *Polioviren,* die in den meisten Fällen unbemerkt erfolgt und folgenlos bleibt. Nur bei wenigen, unter einem Prozent, kommt es zu einer Beteiligung des Gehirns mit schlaffen Lähmungserscheinungen der Muskulatur bis hin zur Atemmuskulatur mit Tod durch Ersticken. Bei vielen Erkrankten bilden sich die Lähmungen nur unzureichend zurück und verursachen jahrzehntelange Beschwerden (Postpoliosyndrom).

Impfziel: Das erklärte Ziel der WHO ist, die Welt frei von Polioviren zu machen. Der aus den 1960er-Jahren stammende Slogan »Schluckimpfung ist süß, Kinderlähmung ist grausam« für flächendeckende Impfprogramme klingt vielen noch in den Ohren. Das Ziel der weltweiten Auslöschung – der Eradikation (vom lateinischen *radix* für »Wurzel«), also der Entwurzelung mit Stumpf und Stiel – hätte bereits im Jahr 2000 erreicht werden sollen. Bedingt durch Kriege und Misstrauen gegenüber groß angelegten Impfaktionen ist es in weite Ferne gerückt: Pakistan, Afghanistan und der Niger gelten als Hauptrisikogebiet und Einfuhrquelle. Das Hauptproblem ist, dass pro Erkranktem mit Hunderten von Infizierten gerechnet werden muss, also das Auftreten eines einzigen Falles eine erheblich weitere Verbreitung annehmen lässt. In Deutschland ist 1992 der letzte (importierte) Polio-Fall aufgetreten.

Art der Impfung und Inhaltsstoffe: Bis vor wenigen Jahren war in Europa – so wie heute noch in armen Ländern – eine Lebendimpfung mit abgeschwächten Erregern der drei Poliostämme üblich (*oral polio vaccine,* OPV): die bekannte Schluckimpfung. Da diese Erreger bei ihrer Vermehrung möglicherweise wieder gefährlicher werden, unter Umständen selbst Polio auslösen und ansteckend auf Dritte wirken können, wurde die Methode zugunsten einer Totimpfung verlassen (*inactivated polio vaccine*, IPV). Diese enthält nach WHO-Vorgabe inaktivierte Erreger aller drei Stämme – Typ 1 (Mahoney), 40 D-Antigen-Einheiten; Typ 2 (MEF-1), acht D-Antigen-Einheiten; Typ 3 (Saukett), 32 D-Antigen-Einheiten – und ist somit ein Ganzkeimimpfstoff. Der Geimpfte ist nicht mehr ansteckend. IPV wird in der Regel in Kombi-Impfstoffen verabreicht, die Zusatzstoffe entsprechen dann denen der Impfstoffkombinationen (siehe wieder Abschnitt »Der Sechsfachimpfstoff [TDaP-IPV-HIB-Hep]«). Der Einzelimpfstoff enthält herstellungsbedingt lediglich winzige Restmengen an Antibiotika.

Impfplan: Auch die Polioimpfung wird in der Regel als Kombinationsimpfstoff nach dem Grundimmunisierungsschema appliziert, bestehend aus zwei Impfungen im Abstand von vier bis acht Wochen und einer Auffrischung nach sechs bis zwölf Monaten. Eine ein- bis zweimalige Auffrischung schützt dann wohl lebenslang.

Personenkreis: Alle Menschen sollten gegen Kinderlähmung geschützt sein.

Kritik: Die Gefahr einer Ansteckung und Erkrankung an genau der Krankheit, vor der die Impfung bewahren soll, ist heute durch die Verwendung des Totimpfstoffes nicht mehr gegeben. Doch wird in vielen, vor allem ärmeren Ländern noch der Lebendimpfstoff verwendet. Im Sommer 2015 gab es in der Ukraine noch zwei Fälle von Impfpolio, nachdem Europa fast 20 Jahre poliofrei war. Allerdings schützt der Totimpfstoff nur vor der individuellen Erkrankung, nicht vor der Weiterverbreitung bei Infektion. Allein die Schluckimpfung kann bei noch nicht vollständiger Durchimpfung in einem Land die Weiterverbreitung von Impf- und Wildviren eindämmen. Hier besteht ein Dilemma. Außerdem ist der inaktivierte Impfstoff viel teurer und wird auch deswegen im internationalen Maßstab noch zu wenig genutzt. Die Aufnahme in entsprechende Kombinationsimpfstoffe kann die Anwendung erleichtern und die Akzeptanz verbessern.

Die Polioimpfung wird mit IPV abgekürzt, wenn es sich um den inaktivierten Impfstoff handelt, mit OPV, wenn der Schluckimpfstoff gemeint ist.

Keuchhusten (Pertussis)

Erkrankung: Der Keuchhusten ist eine durch *Bordetella pertussis* verursachte bakterielle Infektionskrankheit, die nur den Menschen befällt und sehr verbreitet ist. Bei Erwachsenen verursacht er nur einen quälenden, lang anhaltenden Husten, bei Kindern dagegen heftige krampfartige Hustenanfälle mit Würgen und Erbrechen, den Stickhusten. Die Infektion beginnt wie ein normaler Infekt, erst in der zweiten Woche treten die typischen Hustenanfälle auf – dann, wenn schon alle angesteckt sind. Daher ist die Ansteckungsgefahr so groß. Wahrscheinlich machen wir im Leben viele Keuchhusten-Erkrankungen durch, die je nach Immunstatus unterschiedlich schwer ausfallen – am schwersten bei jungen Säuglingen, die daran Hirnschäden erleiden oder gar sterben können. Eine Behandlung mit Antibiotika (Makroliden) kann möglicherweise der Erkrankung vorbeugen. Weil aber das Frühstadium so uncharakteristisch ist, kommt eine vorbeugende Behandlung zu spät, und man wird damit allenfalls die Ansteckungs- und Verbreitungsgefahr mindern können. Eine Umgebungsbehandlung würde einer ständigen antibiotischen Behandlung gleichkommen. Hinzu kommt, dass die Diagnosesicherung und die Abgrenzung von anderen Hustenerkrankungen im Einzelfall sehr schwierig sind.

Impfziel: Die Impfung kann den Keuchhusten nicht verhindern, möglicherweise aber schwere Verläufe, besonders bei jungen Säuglingen. Man erhofft sich durch die Impfung ein Eindämmen der Erkrankungshäufigkeit in Betreuungseinrichtungen und Schulen.

Art der Impfung und Inhaltsstoffe: Bis vor einigen Jahren wurde, wie auch heute noch in armen Ländern, ein Ganzkeimimpfstoff (wP) angewandt, der dieser Impfung zu einem so schlechten Ruf verhalf, dass sie in Deutschland von 1974 bis 1991 ausgesetzt wurde. Dieser aus *Bordetella pertussis* hergestellte Ganzkeimimpfstoff war schlecht standardisierbar und von Charge zu Charge und je nach Hersteller verschieden. Dementsprechend unterschiedlich war auch die Schutzwirkung, die zwischen 40 und 90 Prozent lag. Impfreaktionen wie Fieber und anhaltendes schrilles Schreien waren häufig; neurologische Komplikationen und Behinderungen wurden beschrieben, aber anscheinend im internationalen Maßstab nicht bestätigt, denn in vielen anderen, vor allem armen Ländern wird der preiswerte Impfstoff bis heute weiter verwendet. Der neue »azelluläre« Keuchhusten-Impfstoff (aP) ist ein antigendefinierter Impfstoff mit mehreren Antigenen, der diejenigen Erregerbestandteile enthält, von denen man sich die stärkste Schutzwirkung erhofft.

Es ist aber bis heute unklar, welche Komponente in welcher Zusammensetzung einen optimalen Schutz verleiht: Ist es das Pertussistoxoid, das Pertactin, das filamentöse Hämagglutinin oder Fimbrin? Aus diesem Grund ist die Antigenausstattung verschiedener Impfstoffe unterschiedlich – und damit auch ihre Wirksamkeit, die aus Gründen der Unsicherheit der Diagnostik nicht genau bekannt ist. Die azellulären Impfstoffe scheinen zwar die individuelle Pertussiserkrankung abzuschwächen, nicht aber die Besiedlung und Weiterverbreitung der Erreger zu verhindern. Dies wird als ein Grund für die trotz durchgehend hoher Impfraten weiter bestehende Durchseuchung angesehen.

Früher gab es einen Einzelimpfstoff (Pac Mérieux), der es erlaubte, Keuchhusten einzeln nachzuimpfen, zum Beispiel, um das

3+1-Schema für Keuchhusten gegenüber dem 2+1-Schema für die anderen Impfungen zu ergänzen. Dieser wurde aus völlig unklaren Gründen – der Hersteller sprach von veränderten produktionstechnischen Anforderungen – 2005 vom Markt genommen. Heute gibt es den Keuchhusten-Impfstoff nur noch in den verschiedenen Kombinationen. Inhaltsstoffe und Adjuvanzien werden daher im Abschnitt »Der Sechsfachimpfstoff (TDaP-IPV-HIB-Hep)« aufgeführt.

Impfplan: Da die Keuchhusten-Impfung relativ schwach wirkt, muss sie wahrscheinlich häufiger gegeben werden. Sie wird als einer der wichtigsten Gründe für den frühen Impfbeginn im Säuglingsalter genannt. Das derzeitige Grundimmunisierungsschema besteht aus drei Impfungen im Abstand von vier bis acht Wochen und einer Auffrischung nach sechs bis zwölf Monaten. Weitere Impfungen sind notwendig, möglicherweise lebenslang.

Personenkreis: Es sind vor allem die Mütter im gebärfähigen Alter, die durch einen ausreichenden Keuchhusten-Schutz die Erkrankung ihrer jungen Säuglinge verhindern könnten. Denn die gefährlichsten Zeiten sind die ersten sechs bis acht Lebenswochen, also der Zeitraum, bei dem auch nach den forschesten Impfplänen noch keine Impfung erfolgt. Daher sieht die STIKO-Empfehlung 2020 erstmalig die Impfung aller Schwangeren vor: Die Impfung soll unabhängig vom Abstand zu zuvor verabreichten Pertussis-Impfungen und in jeder Schwangerschaft erfolgen. Durch eine Pertussis-Impfung während der Schwangerschaft sollen sowohl die werdende Mutter als auch das Neugeborene vor Pertussis geschützt werden. Außerdem sollten mögliche Kontaktpersonen von Neugeborenen wie Hebammen, Kinderkrankenschwestern, aber auch Angehörige einen ausreichenden Keuchhusten-Schutz haben – oder sie müssen fernbleiben.

Kritik: Die Keuchhusten-Impfung kommt für Neugeborene und junge Säuglinge zu spät, daher könnte ein Schutz durch die Impfung der Mutter sinnvoll sein. Für ältere Säuglinge wiederum ist Keuchhusten nicht so gefährlich – wenn auch sehr lästig. Selbst mit frühem Impfbeginn wird das kritische Alter nicht erreicht. Besonders wichtig ist der Schutz junger Säuglinge durch mütterliche Immunisierung und vor hustenden Angehörigen. Es ist nicht nachvollziehbar, warum es keine scharfen Proteste gegen die Marktrücknahme des Einzelimpfstoffes gab, denn sie allein hat zur generellen Empfehlung der natürlich für die Pharmafirmen viel lukrativeren 3+1-Impfstrategie geführt. Zuvor konnte man Keuchhusten einzeln nachimpfen. Allerdings ist die Impfreaktion von der Zahl der Vorimpfungen abhängig und beträgt bei der Boosterimpfung fast 50 Prozent; ein Grund, auch hier die Zahl der Impfungen zu reduzieren. Neuere Untersuchungen haben zudem gezeigt, dass der Keuchhusten-Schutz weit weniger lang anhält als angenommen, und zwar unabhängig davon, ob er bei der Grundimmunisierung drei-, vier- oder fünfmal gegeben wurde. Eigentlich müsste er besser in größeren Zeitabständen als so oft nacheinander geimpft werden, wie es die STIKO-Empfehlung vorsieht. Dem, und insbesondere einer Pertussisimpfung in jeder Schwangerschaft, steht heute entgegen, dass es keinen Einzelimpfstoff gibt und man bei allen Kombinationen eine Überimpfung der anderen Komponenten riskiert. Dies wird zwar als unwichtig und unbedeutend betrachtet, kann aber im späteren Leben hinderlich sein, bis hin zu Berufsverboten bei beruflich notwendiger Keuchhusten-Impfung, aber starker Reagibilität auf die übrigen Bestandteile, vor allem Diphtherie und Tetanus.

Die Keuchhusten-Impfung wird mit aP abgekürzt, wenn es sich um den azellulären Impfstoff, mit wP oder nur mit P, wenn es sich um den Ganzkeimimpfstoff handelt.

Hämophilus influenzae B (HIB)

Erkrankung: Das Bakterium *Haemophilus influenzae* ist eigentlich ein normaler Besiedler menschlicher Schleimhäute, der bei Kindern in sehr seltenen Fällen sogenannte invasive Infektionen verursachen, also die Schleimhautbarriere überwinden und in den darauf noch nicht vorbereiteten kindlichen Organismus eindringen kann. Seinen Namen trägt er deswegen, weil man ihn bei seiner Entdeckung für den Erreger der Influenza hielt, der echten Grippe, denn er war auf den Schleimhäuten der Patienten nachweisbar. Der Stamm B ist durch seine Tarnung mit einer Zuckerbekapselung besonders gefährlich, weil ihn das Immunsystem schlecht erkennt und er sich ungehindert vermehren kann. Besonders gefürchtet sind die Hirnhautentzündung (Meningitis) bei Säuglingen und die Kehldeckelentzündung (Epiglottitis) bei Kleinkindern. Letztere ist in armen Ländern unbekannt und scheint eine Zivilisationsfolge zu sein, wenn sich das Kleinkind noch nicht früher mit dem Erreger auseinandergesetzt hat. Insgesamt sind invasive Hämophilus-Infektionen aber sehr selten, vor allem bei gestillten Kindern. Weitere Schutzfaktoren sind – wie für viele andere bakterielle Infektionen auch – eine rauchfreie Umgebung und der Verzicht auf Krippenbetreuung. Hämophilus-Infektionen sind nicht ansteckend, Umgebungsmaßnahmen von Erkrankten nicht notwendig.

Impfziel: Schutz vor invasiven Hämophilus-B-(HIB-)Infektionen in den ersten Lebensjahren.

Art der Impfung und Inhaltsstoffe: Der HIB-Impfstoff ist ein sogenannter Konjugatimpfstoff. Dabei wird das vom Immunsystem schlecht erkannte Zuckermolekül der »Tarnkappe« des Erregers an ein starkes Antigen gekoppelt, etwa ein Tetanus- oder Diphtherietoxoid, um so für das Immunsystem besser bekämpfbar zu werden. Er wird mit Aluminium adjuvantiert und ist in der Regel in den Kombinationsimpfstoffen enthalten (siehe Abschnitt »Der Sechsfachimpfstoff [TDaP-IPV-HIB-Hep]«). Es gibt aber auch einen, in Deutschland allerdings nicht erhältlichen Einzelimpfstoff.

Impfplan: Die HIB-Impfung wird – in dem Schema wie andere Impfungen auch – zweimal gegeben und einmal aufgefrischt. Im Rahmen der früher üblichen Grundimmunisierung nach dem 3+1-Schema wurde er überflüssigerweise viermal appliziert. Ab dem ersten Geburtstag ist nur noch eine einzige Impfung erforderlich. Wenn ein Kind bis zum fünften Lebensjahr nicht geimpft wurde, wird die Impfung nicht mehr nachgeholt.

Personenkreis: Lediglich Säuglinge und Kleinkinder werden geimpft. Nachimpfungen sind nicht vorgesehen.

Kritik: Früher war eine Erkrankungswahrscheinlichkeit jenseits der Säuglingszeit sehr gering. Durch die Herdenimmunität könnte das Ersterkrankungsalter in spätere Lebensalter verschoben werden und damit die Elterngeneration gefährden, die wiederum über den Nestschutz die Neugeborenen schützt. Außerdem werden Stämme herangezüchtet, die durch den Impfstoff nicht erfasst werden und die frei gewordene »ökologische Nische« besetzen. Zurzeit wird ein Anstieg der insgesamt aber sehr seltenen Hämophilus-Infektionen beobachtet. Von den im Jahr 2018 gemeldeten erkrankten 71 Kindern und jungen Menschen bis 28 Jahren waren 25 geimpft und 32 ungeimpft, in 14 Fällen war der Impfstatus unbekannt. Von 16 der Geimpften waren neun vollständig geimpft. Von sechs dieser Patienten konnten die Erreger typisiert werden: Nur in einem Fall eines achtjährigen Jungen handelte es sich um Hämophilus Typ B und damit um eine Durchbruchsinfektion, also um ein Impfversagen. Ein Frühgeborenes verstarb vor Erreichen des Impfalters. Die Schutzfunktion gegen diese seltene Erkrankung scheint somit gut zu sein.

Die Impfung wird mit HIB abgekürzt.

Hepatitis B

Erkrankung: Hepatitis B ist eine Form einer entzündlichen Lebererkrankung, die in manchen Fällen chronisch verläuft und zu Leberversagen und Leberkrebs führen kann. Sie wird über Blut und andere Körperflüssigkeiten übertragen und war früher eine häufige Berufskrankheit von Ärzten und anderen im Gesundheitsbereich Tätigen. Die Gefährlichkeit menschlichen Blutes und von Körpersekreten wurde erst durch die weite Verbreitung von Hepatitis B in den 1970er- und 1980er-Jahren erkannt, vorher ging man weit sorgloser damit um. Die Entdeckung der Verunreinigung von Blutprodukten mit Hepatitis B führte zu strengen Kontrollmaßnahmen, denen es letztlich zu verdanken ist, dass eine wirkliche HIV-Katastrophe vermieden wurde. Denn bei der Entdeckung des Aidsvirus, das weit weniger infektiös ist als das Hepatitis-B-Virus, waren die entsprechenden Vorsichtsmaßnahmen im Umgang mit Blut, Blutprodukten und Körpersekreten wenigstens in den westlichen Industrieländern schon weit verbreitet. Hepatitis B wird heute zu den häufigsten Geschlechtskrankheiten gezählt und ist im Drogenmilieu verbreitet. Trotz bestehender Impfprogramme hat die Zahl vor allem der unbemerkten Hep-B-Infektionen in den letzten Jahren stark auf etwa 4500 Fälle pro Jahr (2018) zugenommen. Die Inzidenz im Kindesalter ist niedrig, jedoch auch gestiegen: Insgesamt wurden 40 Infektionen übermittelt (2017: 31), davon fünf bei Kindern im ersten Lebensjahr (2017: 3).

Eine zuverlässige Behandlung der ausgebrochenen Erkrankung gibt es nicht, sodass eine Impfung die einzige Schutzmöglichkeit ist. Wenn auch die Hepatitis B in vielen Fällen ausheilt, bleibt ein Teil der Erkrankten lebenslang infektiös und stellt eine ständige Infektionsquelle für Dritte dar. Je jünger der Patient ist, umso größer ist die Gefahr einer solchen Chronifizierung. In den Schwangerschaftsrichtlinien wird der Notwendigkeit der Testung Schwangerer Rechnung getragen. Das Kind wird in der Regel im Mutterleib nicht infiziert, sondern erst unter der Geburt und beim Stillen. Eine Impfung des Neugeborenen kann dies zuverlässig verhindern.

Impfziel: Bei Neugeborenen Vermeidung der Übertragung einer Hepatitis B einer infizierten Mutter auf das Neugeborene. Sonst: Vermeidung der Verbreitung von Hepatitis B, besonders im Gesundheitswesen, Immunisierung der gesamten Bevölkerung mit dem letztendlichen Ziel der Ausrottung von Hepatitis B.

Art der Impfung und Inhaltsstoffe: Der Hepatitis-B-Impfstoff wird gentechnisch hergestellt, es handelt sich um ein Eiweißmolekül der Virushülle (HBs-Antigen). Als Adjuvans dient Aluminiumhydroxid.

Impfplan: Auch die Hepatitis-B-Impfung kann nach dem üblichen Grundimmunisierungsschema, bestehend aus zwei Impfungen im Abstand von vier bis acht Wochen und einer Auffrischung nach sechs bis zwölf Monaten, appliziert werden. Sie wird im Sechsfachimpfstoff ebenfalls mit den fünf vorgenannten Impfungen kombiniert. Weitere Impfungen sind momentan noch nicht vorgesehen, für gefährdete Personen sind eine Antikörperkontrolle und ein weiteres Impfen je nach Ergebnis dieser Untersuchung angezeigt. Eine weitere Kombinationsmöglichkeit besteht ab dem 2. Lebensjahr mit Hepatitis A. Neugeborene werden bei Hepatitis-B-positiver Mutter nach der Geburt simultan aktiv und passiv geimpft. Dieses Vorgehen kann eine Infektion unter der Geburt zuverlässig verhindern. Nach einem Jahr sollte dies allerdings überprüft werden.

Personenkreis: Alle Kinder sollen geimpft werden, nicht im Säuglingsalter Geimpfte spätestens im Jugendlichenalter. Bis 18 wird die Impfung von den gesetzlichen Krankenkassen übernommen.

Kritik: Durch die Testung der Mütter in der Schwangerschaft wird eine unter der Geburt erworbene Hepatitis B sehr unwahrscheinlich, und eine Infektionsmöglichkeit im Säuglingsalter ist außerordentlich gering. Aus diesem Grunde ist eine spätere Impfung möglich und sinnvoll. Was dem entgegensteht, ist im Grunde nur die Tatsache, dass eine aufgeschobene Impfung meist doch nicht nachgeholt wird. Vor allem bei Teenagern ist die zeitgerechte Durchführung einer Grundimmunisierung nur bei guter Motivation (etwa einem USA-Schüleraustausch) praktikabel. Impfversager, gemessen an Blutuntersuchungen, sind relativ häufig, wobei nicht festzustellen ist, ob es sich lediglich um einen fehlenden Nachweis von Antikörpern oder um ein tatsächliches Erkrankungsrisiko handelt. Im medizinischen Bereich kann das zu Beschäftigungsverboten führen, obwohl wahrscheinlich höchst selten ein ausreichend Geimpfter wirklich erkrankt.

In Frankreich wurde die großflächige Hepatitis-B-Aufholimpfung in Schulen 1998 wegen gehäuft gemeldeter Erkrankungen an multipler Sklerose zunächst ausgesetzt. Umfangreiche Untersuchungen führten zu kontroversen Ergebnissen, was den Zusammenhang von Hepatitis-B-Impfung, multipler Sklerose, Sehnerventzündung mit Erblindung und anderen neurologischen Komplikationen, wie zum Beispiel Autoimmun-Gehirnentzündung (ADEM), angeht. Bei der multiplen Sklerose (MS, auch als *Encephalomyelitis disseminata* bezeichnet) handelt es sich um eine Autoimmunerkrankung, das heißt eine durch eine Fehlsteuerung des Immunsystems verursachte, in Schüben verlaufende Erkrankung. Die Ursache ist unklar, Infektionskrankheiten und andere unspezifische Aktivierungen des Immunsystems wie auch Impfungen können einen Erkrankungsschub auslösen. In kontrollierten Studien an geimpften und ungeimpften MS-Patienten selbst zeigte sich kein erhöhtes Risiko für einen erneuten Erkrankungsschub der MS. Das immer wieder beschriebene Auftreten von MS-Erkrankungen beziehungsweise -schüben nach Impfungen wird internationalen Expertengremien zufolge als zufälliger zeitlicher, nicht aber ursächlicher Zusammenhang gesehen.

Die Impfung wird mit HepB, HB oder HeB abgekürzt.

Pneumokokken

Erkrankung: Streptokokkus pneumoniae, so der wissenschaftliche Name für Pneumokokken, sind ähnlich wie Hämophilus normale Besiedler der Schleimhäute und gehören zum physiologischen Keimspektrum. Es gibt fast 100 verschiedene Pneumokokkenstämme, von denen einige besonders bösartig sind. Der Name leitet sich ab von der Möglichkeit des Erregers, Lungenentzündungen (Pneumonien) zu erzeugen. Pneumokokken sind einer der wichtigen Erreger der bakteriellen Hirnhautentzündung bei Säuglingen, diese verlaufen zudem besonders schwer. Wenn Kinder an schweren, eingreifenden (invasiven) Pneumokokken-Infektionen erkranken, liegt es nicht an der Gefährlichkeit des Erregers, sondern wiederum an der schon bei HIB beschriebenen individuellen Abwehrschwäche. Daher sind Pneumokokken-Infektionen auch nicht ansteckend, und eine Umgebungsbehandlung ist unnötig. Vorbeugend wirken Stillen, eine rauchfreie Umgebung und der Verzicht auf eine frühe Krippenbetreuung; man kann sagen, dass unter diesen Bedingungen schwere invasive Pneumokokken-Infektionen so gut wie nicht vorkommen. Die an sich mögliche Behandlung mit Antibiotika kommt bei Hirnhautentzündungen oft zu spät, außerdem haben sich in den letzten Jahren durch den breiten Antibiotikaeinsatz zunehmend Resistenzen entwickelt.

Impfziel: Das Ziel ist nicht die Elimination der Erreger, sondern die Abnahme invasiver Pneumokokken-Infektionen durch besonders gefährliche Stämme und damit auch ein gewisser Herdeneffekt.

Art der Impfung und Inhaltsstoffe: Es gibt drei Impfstoffe, einen älteren (Pneumovax), der sich gegen 23 Stämme richtet, aber bei Säuglingen und Kleinkindern schlecht wirkt, und zwei neuere, die seit etwa 15 Jahren auf dem Markt und ähnlich wie der HIB-Impfstoff Konjugatimpfstoffe sind. Sie richten sich gegen zehn (Synflorix) beziehungsweise 13 (Prevenar 13) Stämme. Sie wurden für den amerikanischen Markt entwickelt und bilden das dortige Erregerspektrum ab. Synflorix enthält die Serotypen 1, 4, 5, 6B, 7F, 9V, 14, 18C, 19F, 23F, konjugiert an Diphtherie- und Tetanustoxin und adjuvantiert mit Aluminiumphosphat. Prevenar 13 enthält die Serotypen 1, 3, 4, 5, 6A, 6B, 7F, 9V, 14, 18C, 19A, 19F und 23F, konjugiert an das CRM197-Trägerprotein, eine Variante des Diphtherietoxins. Adjuvantiert wird der Impfstoff mit Aluminiumhydroxid.

Impfplan: Die Impfung besteht wiederum aus zwei Impfungen im Abstand von vier bis acht Wochen, ergänzt um eine weitere nach einem halben bis einem Jahr. In der STIKO-Empfehlung wurde sie bis vor Kurzem an das 3+1-Schema angebunden und wurde dementsprechend ohne wissenschaftlichen Hintergrund insgesamt viermal geimpft. Erst seit der Empfehlung vom August 2015 wurde auch das 2+1-Schema propagiert. Frühgeborene und »Risikokinder« sollen 3+1 geimpft werden. Bei Impfbeginn nach dem zweiten Geburtstag reicht eine Dosis aus, im späteren Lebensalter wird nur ausnahmsweise geimpft. Die routinemäßige Impfung alter Menschen mit Pneumovax war in die Kritik geraten, hat aber derzeit durch Corona einen neuen Aufschwung erhalten.

Personenkreis: Nach den Empfehlungen sollen alle Säuglinge geimpft werden, besonders aber Patienten nach Entfernung der Milz, mit künstlichen Innenohren (Cochleaimplantaten) oder Immunschwächen.

Kritik: Die Pneumokokken-Impfung ist nicht nur eine besonders teure, sondern auch eine durchaus umstrittene Impfung. Das durch sie abgedeckte Erregerspektrum kann leicht durch andere Pneumokokkenstämme oder, vielleicht noch schlimmer, andere Erreger ausgefüllt werden. Dieses erhöhte Risiko für eine Zunahme schwerer invasiver Infektionen durch die nicht in den Impfstoffen enthaltenen Erreger oder Serotypen könnte einen nachhaltigen Erfolg der verfügbaren Impfstoffe ernsthaft gefährden.

Es gibt außer der HPV-Impfung kaum eine Impfung, die bei ihrer Einführung in den Praxen durch die Pharmavertreter so unseriös beworben wurde und wird wie die Pneumokokken-Impfung. Sie soll auch gegen Mittelohrentzündungen und Atemwegsinfektionen wirksam sein. Daten gibt es nicht, da Pneumokokken-Infektionen nicht meldepflichtig sind. Insbesondere im Hinblick auf die aggressive Werbung zur weltweiten Einführung der Impfung auch für arme Länder ist eine Verteilungsungerechtigkeit zu erwarten, die die knappen Ressourcen weiter in eine falsche Richtung umschichtet. Den Gleichgewichtsstörungen der Besiedlung des Organismus mit Keimen wird in keiner Weise Rechnung getragen, weil immer noch die Devise gilt, Keime auszumerzen, anstatt ihre Rolle im biologischen Gleichgewicht zu sehen.

Für die Pneumokokken-Impfung liegen Schätzdaten der STIKO aus dem Jahr der Einführung der Impfung (2006) vor, wie viele Kinder pro Jahr geimpft werden müssen, um einen Todesfall zu verhindern: etwa 80 000 bis 100 000. Um eine schwere Erkrankung mit Restschäden zu verhindern, müssen 30 000 bis 40 000 Kinder geimpft werden. Aufgrund dieser Daten kann man errechnen, dass ein vielleicht verhinderter Todesfall 20 bis 25 Millionen Euro kostet. Wie realistisch diese Vorhersage der STIKO war, lässt sich bis heute aufgrund der Mängel an epidemiologischen Daten nicht beurteilen, auch wenn in der Fachliteratur immer wieder betont wird, dass die durch eine Massenimpfung ausgelösten epidemiologischen Veränderungen sorgfältig überwacht werden müssen. Wie das in Deutschland geschehen soll, wenn Pneumokokken-Infektionen nicht meldepflichtig sind, ist unklar. In den Zulassungsstudien betrug die Wirksamkeit von Prevenar für alle Pneumokokken-Infektionen bei Kindern 62 Prozent. Nicht zuletzt diese mäßige Effektivität hat damals zu einer Verzögerung der generellen Impfempfehlung durch die STIKO geführt; diese entstand erst 2006 durch wie auch immer erzeugten »öffentlichen Druck«.

Die Impfung wird je nach Stämmen mit PCV 7, 10 oder 13 abgekürzt, PCV 23 ist der unkonjugierte Impfstoff.

Meningokokken

Erkrankung: Der dritte wichtige Erreger der Hirnhautentzündung bei Kindern sind die Meningokokken. Auch diese Keime sind weit verbreitet und natürliche Bewohner der Schleimhäute. Einige wenige Menschen haben ihnen gegenüber offensichtlich eine Abwehrschwäche. Sie erkranken dann an einem fürchterlichen Krankheitsbild, einer Erregerflut, die den Körper praktisch ohne Gegenwehr überwältigt und häufig zum Tode oder zu erheblicher Defektheilung führt, dem Waterhouse-Friderichsen-Syndrom. Für diese Erkrankung gibt es eine Häufung und gelegentlich kleine Ausbrüche bei Jugendlichen, die dann durch das Schließen von Diskotheken und andere Maßnahmen in der Öffentlichkeit bekannt werden. Jugendliche haben gegenüber der allgemeinen Bevölkerung ein etwa dreifach erhöhtes Risiko, Säuglinge ein mehr als zehnfaches.

Auch bei den Meningokokken gibt es verschiedene Stämme, von denen die wesentlichen die Stämme A, B, C, W und Y sind. In Deutschland relevant sind B und C, die anderen sind vor allem im subsaharischen Meningitisgürtel verbreitet und werden hierzulande nur selten gefunden. Auch diese Erreger schützen sich gegen das Immunsystem durch eine Tarnkappe aus Polysacchariden, das heißt Zuckern, die eine natürliche Immunisierung erschweren und vor allem Infektionen bei Säuglingen begünstigen.

Im Jahr 2018 wurden in Deutschland 34 Fälle mit invasiver Meningokokken-Erkrankung als verstorben gemeldet. Die Gesamtletalität lag bei 12 Prozent.

Impfziel: Auch hier kann das Impfziel nur der individuelle Schutz gegen die Erkrankungen sein. Ein epidemiologisch relevanter Herdeneffekt wird durch den Ersatz durch andere Keime minimiert.

Art der Impfung und Inhaltsstoffe: Bei der Men-C-Impfung handelt es sich ebenfalls um einen Konjugatimpfstoff: Das Impfantigen wird an Diphtherietoxin gekoppelt und mit Aluminiumhydroxid adjuvantiert.

Impfplan: Eine konjugierte monovalente Meningokokken-C-Impfung wird von der STIKO seit Juli 2006 für alle Kinder ab dem Beginn des zweiten Lebensjahrs empfohlen. Alle Ungeimpften sollen möglichst rasch nachgeimpft werden. In anderen Ländern, etwa Spanien oder Großbritannien, werden auch die Säuglinge ab dem dritten Monat geimpft. Für Tropenreisen werden die neueren ACWY-Konjugatimpfstoffe empfohlen.

Personenkreis: Alle Säuglinge, Kinder und Jugendliche, Erwachsene nur bei Kontakt oder bei Fernreisen in den Meningitisgürtel. Für Mekkapilger ist nach wiederholten Ausbrüchen die Impfung vorgeschrieben und neben der Gelbfieber-Impfung die einzige im internationalen Reiseverkehr notwendige amtliche Impfung.

Kritik: Auch ohne Impfung gingen die Erkrankungszahlen seit Jahren kontinuierlich zurück und haben sich in zehn Jahren fast halbiert. Man muss sich darüber im Klaren sein, dass man gegen eine sehr seltene Erkrankung impft, an der die allermeisten Menschen nicht erkranken würden. Da man aber nicht weiß, auf wen es zutrifft, ist es hier wie auch bei anderen Impfungen eine letztlich gesundheitsökonomische Frage, um welchen Einsatz und zu welchem Preis man gegen diese seltene Erkrankung immunisiert. Die derzeitig empfohlene Men-C-Impfung nach dem ersten Lebensjahr ist ein schlechter Kompromiss, denn sie kommt für das gehäufte Auftreten bei Säuglingen und Kleinkindern zu spät, für die Jugendlichen dagegen zu früh, weil der Impfschutz nicht lange genug anhält. Wenn im Kleinkindalter, aber auch vor dem Alter von 10 Jahren, geimpft wurde, kann nicht mehr von einem sicheren Immunschutz ausgegangen werden. In den USA werden deswegen erst die elf, zwölf Jahre alten Kinder geimpft, mit 16 wird noch einmal aufgefrischt. Auch in Österreich nimmt man eine einmalige Impfung im frühen Jugendalter vor.

Es ist höchste Zeit, das deutsche Schema zu überdenken, auch angesichts der Tatsache, dass um den ersten Geburtstag derart viele Impfungen anstehen (siehe Impfplan), dass die Meningokokken-Impfung diejenige ist, die am ehesten nach hinten verschoben wird – und dann immer weniger Sinn hat. Für Tropenreisende, aber auch für Jugendliche sollte angesichts des sich ständig wandelnden Erregerspektrums der zudem auch noch aluminiumfreie ACWY-Konjugatimpfstoff empfohlen werden. Er wird zwar von den gesetzlichen Krankenkassen nicht übernommen, ist aber preiswerter als der Einzelimpfstoff gegen »Men C«. Der alte, nichtkonjugierte ACWY-Impfstoff muss häufiger aufgefrischt werden und gilt inzwischen als überholt.

Sonderfall Meningokokken B

Ein Impfstoff gegen Meningokokken der Serogruppe B (Bexsero) wurde in Europa im Januar 2013 zugelassen und ist seit Ende 2013 auch in Deutschland verfügbar. Die STIKO kommt gegenwärtig zu dem Schluss, dass die bisher vorliegenden Studienergebnisse und die daraus resultierende Evidenz für eine abschließende Entscheidung über eine generelle Impfempfehlung noch nicht ausreichen. In England aber ist die Impfung flächendeckend eingeführt, neuere Untersuchungen lassen einen Langzeitschutz fraglich erscheinen.

Der Men-B-Impfstoff beruht auf einem ganz neuen Herstellungsverfahren, es ist ein sogenannter Fusionsprotein-Impfstoff, bei dem bestimmte antigenetisch wirksame Erregerbausteine von transformierten Hefezellen hergestellt werden. Bei dem Impfstoff handelt es sich um einen Impfstoff, der – wie bereits die Impfstoffe gegen Hepatitis B und Gebärmutterhalskrebs – gentechnisch hergestellt wird.

Meningokokken-B-Impfstoffe waren bisher sehr schwierig zu produzieren, da das Polysaccharid-Antigen des Bakteriums menschlichen neuralen Antigenen sehr ähnlich ist. Neu ist, dass bei dem Impfstoff sogenannte OMV *(outer membrane vesicles)* als Antigen verwendet werden. Diese OMV sind Eiweiß-Fett-Moleküle (Proteoliposomen), die von Bakterien gebildet werden. Auf fremde Fette reagiert das Abwehrsystem besonders stark. Frühere Versuche, einen Men-B-Impfstoff zu entwickeln, scheiterten an der immunologischen Ähnlichkeit von Erregerbestandteilen mit Bestandteilen des Nervensystems, was zu Autoimmunreaktionen führte. Als Adjuvans wird auch hier Aluminiumhydroxid verwendet. Ein weiterer Impfstoff, Trumenba, wurde 2017 erst ab dem Alter von 10 Jahren zugelassen. Hier wird Aluminiumphosphat als Adjuvans verwendet (0,25 mg). Das Impfschema ist das gleiche.

Die Kommission für Infektionskrankheiten und Impffragen der Deutschen Gesellschaft für Kinderheilkunde hat im Dezember 2013 zur Meningokokken-B-Impfung Stellung bezogen und »erwartet«, dass mit 4CMenB erstmals ein wirksamer Impfstoff zur Prophylaxe invasiver Men-B-Erkrankungen zur Verfügung steht. Eine Reihe von Fragen sei unbeantwortet, wobei das Hauptproblem ist, dass die Schutzwirkung durch die Bestimmung von Blutwerten nicht zuverlässig vorhergesagt werden kann. Es wird von einer Schutzwirkung von 80 Prozent ausgegangen. Unklar sei, ob und wann Auffrischimpfungen notwendig sind. Die vorliegenden hypothetischen Zahlen sind alles andere als überzeugend: Etwa 12 500 Kinder müssen viermal geimpft werden, damit ein Fall einer invasiven Meningokokken-B-Erkrankung verhindert wird. Das sind 50 000 Pikser, und noch zwölfmal mehr sind notwendig, um einen Todesfall zu verhindern. Kanadische Berechnungen fielen noch ungünstiger aus: Hier wird von 35 000 geimpften Kindern ausgegangen, um einen Fall zu verhindern. Hinzu kommt, dass ein Gutteil der Todesfälle in einem Alter vor Eintreten des Impfschutzes auftritt. Unter Berücksichtigung dieser Tatsache steigt die Zahl der zu impfenden Kinder pro verhindertem Fall auf über 100 000 und pro verhindertem Todesfall auf über eine Million. Diese Berechnung lässt sich auch anhand der in Deutschland gemeldeten Todesfälle nachvollziehen.

Angesichts dieser Zahlen muss man sich fragen, in welchem Verhältnis die unerwünschten Wirkungen zum Präventionserfolg stehen. Die Fachinformation gibt an: sehr häufig (über zehn Prozent der Impflinge) Essstörungen, Schläfrigkeit, ungewöhnliches Schreien/Weinen, Diarrhö, Erbrechen, Fieber (ab 38 °C), erheblicher Druckschmerz an der Injektionsstelle, Rötung, Schwellung, Verhärtung an der Injektionsstelle, Reizbarkeit. Gelegentlich (zwischen einem und zehn Prozent der Impflinge) hohes Fieber, Krampfanfälle (auch Fieberkrämpfe), Gefäßerkrankungen, Blässe. Und an seltenen Nebenwirkungen (0,1 bis 1 Fall pro 1000 Impflinge) Kawasaki-Syndrom (eine schwere Gefäßentzündung unklarer Genese), Ekzeme, Urtikaria.

So konnte sich die STIKO auch 2020 nicht zu einer allgemeinen Empfehlung entschließen und drückt sich verhalten aus: Sie empfiehlt die Impfung zum einen für Kinder mit hohem Risiko für invasive Meningokokken-Infektionen wie Immundefekte, aber zum anderen auch generell als individuellen Impfschutz. Die Impfung soll zum frühestmöglichen Zeitpunkt (bereits ab dem Alter von zwei Monaten) erfolgen, auch wenn keine generelle Empfehlung zur Men-B-Impfung durch die STIKO und keine Kostenübernahme vorliegen. Und die Kollegenschaft schreit laut auf und fordert eine allgemeine Impfempfehlung: Nie wieder soll ein Kind an Meningitis sterben! Die Enttäuschung vieler Ärzte über die ausbleibende Impfempfehlung ist groß – und sie wird kommen, zu stark ist der allgemeine Impfdruck.

Die Impfstoffe werden mit MenC, MenB, MenACWY abgekürzt.

Masern

Erkrankung: Die Masern haben in den letzten Jahren viel von sich reden gemacht, weil es immer wieder zu kleineren und größeren Ausbrüchen kam, zu einem Zeitpunkt, an dem man diese Erkrankung längst ausgerottet haben wollte. Der Grund für ihr erneutes Auftreten ist zum einen die Wiedereinschleppung der Infektion durch ungeimpfte Zuwanderer oder Flüchtlinge, zum anderen die Empfänglichkeit ungeschützter Gruppen von Menschen, die die Impfung aus verschiedenen Gründen ablehnen. Der Verursacher der Krankheit ist das Masern-Virus, einer der ansteckendsten Erreger überhaupt. Fast alle, die mit einem frisch Erkrankten in Kontakt kommen, infizieren sich, und das auch bei nur flüchtiger Begegnung. Das ist besonders bei Massenansammlungen bedeutsam, vor allem unter prekären Bedingungen wie etwa in Flüchtlingslagern. Deshalb steht für »Ärzte ohne Grenzen« – eine Organisation, die als besonders unabhängig und pharmakritisch gilt – die Masern-Impfung gleich nach Wasser, Nahrung und Sanitäreinrichtung an vierter Stelle der *top ten priorities* in Notsituationen.

Für Masern galt besonders das Wort »Kinderkrankheit«, denn durch die hohe Ansteckungsgefahr und die weite Verbreitung kam es in regelmäßigen Abständen zu Masern-Epidemien bei Kindern, die alle zwei, drei Jahre durchs Land zogen und die noch nicht infizierten ansteckten. Säuglinge erkrankten fast nie, weil ihre Mütter früher selbst erkrankt waren, ihnen einen guten Nestschutz mitgaben und außerdem ihr immunologisches Gedächtnis durch die umlaufenden Masern immer wieder aufgefrischt hatten.

Die Masern sind ein gutes Beispiel für eine sich wandelnde Epidemiologie durch Eingriffe in die natürlichen Abläufe: Noch vor 25 Jahren galt die Masern-Impfung – damals wurde nur eine einmalige Impfung empfohlen – vor einem Alter von 15 Monaten als unsicher, weil Durchbruchsinfektionen (also Masern-Erkrankung trotz Impfung) vor allem bei Kindern auftraten, die vor diesem Alter geimpft wurden. So stabil und anhaltend war damals der Nestschutz. Dagegen wurden bei den jetzigen Masern-Impfungen Erkrankungen und vor allem besonders schwere Verläufe bei Säuglingen häufiger beobachtet. Das darf nicht wundern, denn die heutige Elterngeneration hat die Erkrankung nicht mehr durchgemacht, wurde möglicherweise nur einmal geimpft, und der Impfschutz wurde auch nicht ständig durch Kontakt mit dem umlaufenden Virus natürlicherweise aufgefrischt.

Die Erkrankung beginnt nach einer Inkubationszeit von zehn bis vierzehn Tagen wie ein grippaler Infekt mit roten Augen und Lichtempfindlichkeit, Fieber, Husten, oft einem Bellhusten, und mit erheblichem Krankheitsgefühl. Als frühes Zeichen finden sich an der Innenseite der Wangenschleimhaut dann die berühmten typischen »Koplik-Flecken«, weißliche, als kalkspritzerartig beschriebene Hautveränderungen. In einer zweiten Fieberwelle beginnt der Hautausschlag, meist am Hals hinter den Ohren: ein rotfleckiger, zusammenfließender Ausschlag, der sich nach unten weiter ausbreitet und nach vier, fünf Tagen löst. Dann klingt die Krankheit ab, und die Kinder erholen sich meist sehr rasch, was vielfach als »Entwicklungsschub« wahrgenommen wird.

Viele Ärzte, auch in Kinderkliniken, sind mit dem Krankheitsbild nicht mehr vertraut, aber es gibt auch immer mehr untypische Verläufe, sodass eine Sicherung durch eine Blutuntersuchung vor allem in den Fällen, die sporadisch auftreten, notwendig ist. Die Masern werden »klinisch«, also durch die Untersuchung und Beurteilung allein, oft fehleingeschätzt. In der DDR, in der es eine allgemeine Impfpflicht gab, wurden 3000 Fälle von angeblichen Masern nachuntersucht, wobei nicht einmal zehn Prozent tatsächlich Masern waren – der Rest Fehldiagnosen.

Auch heute werden nicht selten Masern von Omas und anderen Spezialisten fehldiagnostiziert. Vor nicht allzu langer Zeit erschien im *Hessischen Ärzteblatt* ein Artikel über Masern – abgebildet war aber ein Kind mit Windpocken! So geht es selbst im medizinischen Alltag mit den kindlichen Ausschlagerkrankungen häufig durcheinander. Aber selbst wenn die Masern korrekt diagnostiziert werden: Dadurch, dass sie bereits vor Ausbruch der Erkrankung hochansteckend sind, kann man eine Ausbreitung nicht verhindern, weil die Isolierung zu spät kommt. Um Masern-Erkrankungen, vor allem trotz Impfung, sicher feststellen zu können, sollte die Erkrankung unbedingt labordiagnostisch gesichert werden. Bei nur »klinisch« bestätigten Fällen ohne Labornachweis bleibt die Masern-Diagnose aus den genannten Gründen unsicher.

Gefährlich sind die Masern aus mehreren Gründen: Die Masern-Erkrankung verursacht eine ausgeprägte, wenn auch nur vorübergehende Immunschwäche. Das begünstigt das Auftreten bakterieller Komplikationen, denen die Kinder in armen Ländern häufig erliegen, darunter Lungen- oder schwere Mittelohrentzündungen. Die Bindehautentzündung führt in den Tropen unter schlechten hygienischen Bedingungen und bei Vitamin-A-Mangel nicht selten zu Erblindung, was weltweit der Hauptgrund für den Verlust des Augenlichts im Kindesalter ist. Gefürchtet ist auch die Gehirnbeteiligung, die Masern-Enzephalitis, und hier wiederum eine chronische Spätform, die besonders bei im Säuglingsalter infizierten Kindern auftritt, die subakut sklerosierende Panenzephalitis (SSPE). Dabei handelt es sich um einen langsam fortschreitenden Hirnuntergang mit zunehmender Einschränkung der Hirnfunktion bis zum qualvollen Tod. Durch die Seltenheit von Masern und die zunehmende Erkrankung von Säuglingen und Erwachsenen scheinen sich diese schweren atypischen Verläufe zu häufen und machen heute die Wahrnehmung von Masern in der Öffentlichkeit aus. Seit Beginn der Meldepflicht 2001 bis 2018 wurden lediglich acht Todesfälle aufgrund von Masern registriert, Komplikationen wurden bei zwischen 1,1 und 8,4 Prozent aller gemeldeten Masernerkrankungen gemeldet. Nach der Todesursachenstatistik wurden in den Jahren 2007 bis 2015 bei insgesamt 29 Menschen als Todesursache eine SSPE dokumentiert. Das steht in krassem Gegensatz zu den mehr als zehnfach höheren Zahlen, die der Öffentlichkeit präsentiert wurden.

Früher, bevor es dafür entsprechende Medikamente gab, machte man sich die Schwächung des Immunsystems bei Masern zunutze, indem man versuchte, diese Immununterdrückung (Immunsuppression) zur Behandlung von Erkrankungen zu nutzen, bei denen heute hoch dosiert Kortison eingesetzt wird, wie etwa dem nephrotischen Syndrom oder schweren Allergien. Die Erfolge sind im Nachhinein schlecht einschätzbar; Studien im engeren Sinne gab es damals nicht. Außerdem war es angesichts der weiten Verbreitung von Masern schwierig, eine Masern-Erstinfektion gezielt in dem Moment des Vorliegens einer solchen Erkrankung einzusetzen. Die Impfmasern scheinen eine solche Reaktion nicht auszulösen.

Impfziel: Das erklärte Ziel der internationalen Gesundheitspolitik, vertreten durch die WHO, ist die weltweite Beseitigung, die vollständige Eradikation der Masern. Dies kann nur gelingen, wenn alle Menschen geschützt sind dank durchgemachter Masern oder der Impfung – und wenn nur der Mensch das Virus beheimatet.

Art der Impfung und Inhaltsstoffe: Die Masern-Impfung ist eine Lebendimpfung mit einem abgeschwächten Erreger, Stamm Schwarz oder Enders-Edmonston, der auf embryonalen Hühnerzellkulturen gezüchtet wird. Geringe Mengen eines Antibiotikums, Neomycin, sollen vor einer bakteriellen Verunreinigung schützen. Ein Einzelimpfstoff gegen Masern ist nicht mehr erhältlich, kann aber über internationale Apotheken importiert werden. Dann entfällt allerdings der Schutz durch die »öffentliche Empfehlung« als Voraussetzung für Leistungen nach dem Bundesversorgungsgesetz.

Impfplan: Vorgesehen sind, in Kombination mit Mumps, Röteln und Windpocken, zwei Impfungen. Die erste im Alter von elf bis vierzehn, die zweite im Alter von 15 bis 23 Monaten. Gegen Masern kann jederzeit nachgeimpft werden. Seit 2010 wird die Nachimpfung Erwachsener, die nach 1970 geboren sind, nachdrücklich empfohlen.

Personenkreis: Alle Menschen sollen vor Masern geschützt sein. In der Schwangerschaft verbietet sich eine Impfung, auch bei unmittelbar geplanter Schwangerschaft. Eine Kontrazeption über mindestens vier Wochen sollte eingehalten werden. Säuglinge können ab einem halben Jahr geimpft werden, allerdings ist der MMR-Kombi-Impfstoff erst ab zehn Monaten zugelassen. In armen Ländern wird die Masern-Einzelimpfung mit einem halben Jahr durchgeführt.

Kritik: Kaum eine Impfung steht so sehr in der öffentlichen Kritik wie die gegen Masern. Dabei gibt es gerade für sie wenig Grund zur Beanstandung, weil sie als Lebendimpfung überschaubare Nebenwirkungen und ein gutes Sicherheitsprofil hat. Vor allem aber haben in unserer gegenwärtigen Gesellschaft die Masern einfach keinen Platz mehr. Durch die hohe Ansteckungsfähigkeit, die vielen Kontaktmöglichkeiten unserer Massengesellschaft, die zahlreichen chronisch Kranken, die wegen ihrer Grunderkrankung nicht geimpft werden können und keinen Schutz haben, die fehlenden Möglichkeiten, entsprechende »Auszeiten« in Schule und Beruf zu nehmen, und den allgemeinen Wunsch nach Planbarkeit und Strukturierung des Lebens sind die Masern »out« – um den Preis einer andauernden Abhängigkeit von einem funktionierenden Impfprogramm. Damit ist die Gesellschaft der Pharmaindustrie dauerhaft ausgeliefert, die nicht nur entsprechend die in Deutschland völlig überhöhten Preise diktiert, sondern auch durch immer wieder auftretende Verknappung des Impfstoffs diese Abhängigkeit demonstriert.

Die Masern-Impfung ist zweifelsfrei wirksam: So nahmen in den USA die Masern-Erkrankungen nach Einführung der Impfung um 99,9 Prozent ab. Allerdings schlägt die Impfung nicht in jedem Fall an. Das kann daran liegen, dass der Impfstoff unwirksam war oder nicht sachgemäß gehandhabt wurde, etwa durch Unterbrechung der Kühlkette, oder das Immunsystem gerade keine Notwendigkeit sah, sich mit dem Erreger auseinanderzusetzen, weil es mit anderen Dingen beschäftigt war. Denn ein Erreger macht noch keine Krankheit – dazu gehört immer auch ein empfänglicher Wirt. Der ungefähr 95-prozentige Erfolg der ersten Masern-Impfung entspricht ungefähr den 95 Prozent derer, die bei Masern-Kontakt an Masern erkranken. Tritt eine typische Impfmasernreaktion auf, ist die Impfung auch angegangen, eine weitere Impfung würde sich erübrigen. Durch die heute verwendeten Kombi-Impfstoffe ist es allerdings nicht möglich, die Reaktionen auf die Bestandteile auseinanderzuhalten – ein gravierender Nachteil. Seit 1980 wird eine zweite

Masern-Impfung empfohlen, um etwaige Lücken zu schließen. Es handelt sich nicht um eine Auffrischung, sondern eine Ergänzung. Daher ist der Abstand zur ersten Impfung nicht besonders wichtig, er soll nicht weniger als vier Wochen betragen. Aber auch nach Jahren ist diese Ergänzungsimpfung sinnvoll; in den USA zum Beispiel wird die zweite Masern-Impfung erst ab vier Jahren vorgenommen. Die Masern-Impfung ist auch vom Prinzip her besser als ihr Ruf.

Die aktive Auseinandersetzung mit dem abgeschwächten Erreger ist ein positiver Reiz für das Immunsystem, nicht vergleichbar mit der Anwendung modifizierter Antigene mit den notwendigen Adjuvanzien bei den Totimpfstoffen. Spätestens beim Eintritt in eine öffentliche Einrichtung sollte das Kind geimpft sein, in der gegenwärtigen gesellschaftlichen Situation ist es unverantwortlich, ein Kind ohne Masern-Schutz zu lassen.

Masern-Partys sind keine Alternative zur Impfung. Wenn aus wichtigen Gründen eine Masern-Impfung nicht möglich ist, sollte genau beobachtet werden, ob die Masern grassieren. Eine Impfung kann auch dann noch erfolgen, sogar als sogenannte Inkubationsimpfung innerhalb der ersten drei Tage nach Masern-Kontakt, denn durch das Einspritzen der Erreger ist die Inkubationszeit der Impfmasern kürzer als die natürliche Infektion. Allerdings kann es sein, dass dann der Impfstoff knapp wird. Insofern rate ich eindeutig zur geplanten Impfung zu einem für das Kind und die Familie geeigneten Zeitpunkt. Die Möglichkeit einer Impfmasernreaktion nach einer Woche ist zur Planung der Impfung ins Auge zu fassen, also nicht eine Woche vor Weihnachten oder drei Tage vor dem Urlaub – es sei denn, man hat gerade dann besonders viel Zeit und Ruhe für das Kind.

Es ist immer wieder gezeigt worden, dass durchgemachte Masern vor Allergieentwicklung schützen. Das gilt aber auch für die

Impfmasern. Auch in dieser Beziehung ist die Masern-Impfung besser als ihr Ruf. Aber keine Impfung kann einen hundertprozentigen Schutz versprechen: 20 Prozent der im Jahr 2018 gemeldeten 543 Masern-Erkrankten waren geimpft, davon 19 sogar zweimal. Diese waren aber nicht schwer erkrankt. 2018 gab es keinen Maserntodesfall.

Die Masern-Impfung wird mit M oder Meas abgekürzt.

Mumps

Erkrankung: Mumps wird heute wegen der Kombinationsimpfung Masern-Mumps-Röteln in einem Atemzug mit den beiden anderen Erkrankungen genannt, hat aber gar nichts mit diesen zu tun. Es handelt sich um eine früher sehr verbreitete und in vielen Fällen unbemerkt ablaufende Virusinfektion, die wegen der großen Verbreitung zu den Kinderkrankheiten gezählt wurde – man bekam sie schon sehr früh, meist im Kindergartenalter. Die in der Regel harmlose Erkrankung beginnt mit allgemeinen Symptomen, bevor zunächst auf einer Seite, dann doppelseitig die typische derbe und schmerzhafte Ohrspeicheldrüsenschwellung auftritt. Dann ist auch die Ansteckungsgefahr am größten. Diese Parotisschwellung kann man äußerlich sehen, betroffen sind jedoch ebenso andere Speicheldrüsen, auch die Bauchspeicheldrüse.

Dramatisch erlebt, aber harmlos ist die Mumps-Meningitis, eine seröse, das heißt nichteitrige Hirnhautentzündung, die mit Nackensteifigkeit und Kopfschmerzen einhergeht. Da bei diesen Symptomen eine bakterielle Hirnhautentzündung nicht ausgeschlossen werden kann, wird, insbesondere wenn die typische Ohrspeicheldrüsenschwellung nicht vorliegt, ein Krankenhausaufenthalt notwendig.

Jenseits der Pubertät ist die meist einseitige Hodenentzündung eine relativ häufige Komplikation. Sie kann zur Verkümmerung des Hodens und zu Einschränkungen der Fruchtbarkeit führen. Vor der Pubertät ist daher ein Schutz dringend angeraten. Die Erkrankung ist meldepflichtig. 2018 erreichte die Zahl von 534 gemeldeten Mumps-Erkrankungen den niedrigsten Stand seit der Einführung der Meldepflicht 2013. Allerdings dürfte angesichts des meist unspektakulären Verlaufs die Dunkelziffer sehr hoch sein.

Impfziel: Verhinderung der Mumps-Infektion und ihrer Komplikationen.

Art der Impfung und Inhaltsstoffe: Die Mumps-Impfung ist eine Lebendimpfung mit abgeschwächten (attenuierten) Erregern vom Stamm Jeryl-Lynn, die auf Hühnerembryonen gezüchtet werden. Auch dieser Impfstoff enthält weitere Eiweißbestandteile, Gelatine und als Antibiotikum Neomycin. Er ist seit 2003 nicht mehr als Einzelimpfstoff erhältlich.

Impfplan: Es sind in Kombination mit Masern, Röteln und eventuell Windpocken zwei Impfungen vorgesehen, die erste mit elf bis vierzehn, die zweite mit 15 bis 23 Monaten.

Personenkreis: Alle Kinder sollen immunisiert werden, Erwachsene können nachgeimpft werden; sie werden im Falle einer Masern-Nachimpfung automatisch mitgeimpft, da es nur noch den MMR-Impfstoff gibt.

Kritik: Der Impfschutz ist nicht besonders gut und hält vor allem nicht lebenslang an. 2018 waren 40 Prozent der 421 an Mumps Erkrankten als geimpft gemeldet. Von diesen lagen in der Hälfte der Fälle plausible Unterlagen vor, nach denen 68 vollständig geimpft waren. Bei Erkrankung lagen die Impfungen durchschnittlich fast zehn Jahre zurück. So kommt es wiederholt zu Ausbrüchen von Erkrankungen bei ausreichend geimpften, aber dennoch nicht geschützten jungen Erwachsenen, häufig Studenten, die dann von der

Hodenentzündung besonders unangenehm betroffen sein können. Eine Alternative könnte darin bestehen, die zweite MMR-Impfung später, frühestens bei Schuleintritt zu applizieren. Aber dieses in den USA praktizierte Vorgehen hat die dortigen großen Ausbrüche unter Collegestudenten 1998, 2006 und 2009 nicht verhindert. So ist die dritte Impfung im Grunde schon programmiert – und eine weitere Abhängigkeit geschaffen.

Durch die Beteiligung der Bauchspeicheldrüse wurde ein Zusammenhang zwischen Diabetes und Mumps, aber auch der Mumps-Impfung immer wieder ins Gespräch gebracht. Die Überwachungsbehörden schließen einen solchen Zusammenhang aus. Ein weiteres umstrittenes Thema ist, inwieweit durchgemachte Virusinfektionen, insbesondere Mumps, allgemein vor späterer Krebserkrankung schützen. Diese immer einmal aufgestellte Vermutung wird wohl nie bestätigt oder widerlegt werden können, dazu ist die Bereitschaft, genau nachzuschauen und breite epidemiologische Untersuchungen anzustellen, zu gering und vor allem zu wenig lukrativ, denn Studien werden heute nur dann vorgenommen, wenn es etwas zu verdienen gibt.

Eine einheitliche Abkürzung für die Mumps-Impfung existiert nicht, in der Kombination Masern-Mumps-Röteln (MMR) oder Masern-Mumps (MM) wird sie ebenfalls mit M abgekürzt.

Röteln

Erkrankung: In den 1940er-Jahren wurde der Zusammenhang zwischen einer Röteln-Erkrankung in der Frühschwangerschaft und schweren kindlichen Fehlbildungen aufgezeigt, die besonders Auge, Ohr und Herz betreffen (Röteln-Embryopathie, Gregg-Syndrom). Ansonsten käme wohl niemand auf die Idee, gegen diese völlig harmlose Erkrankung impfen zu wollen, die früher jeder im Kindesalter bekam. Es handelt sich um ein häufig untypisches Krankheitsbild mit wenig Krankheitsgefühl, einem feinfleckigen Hautausschlag und geschwollenen Nackenlymphknoten. Flüchtige Gelenkbeschwerden sind denkbar.

Allein durch die Untersuchung ist die Diagnose wegen der Ähnlichkeit zu anderen Erkrankungen oder Hautausschlägen nicht sicherzustellen. Deswegen sollte der Erkrankungsverdacht, insbesondere bei Geimpften, durch eine Laboruntersuchung gesichert werden, zumal eine Röteln-Erkrankung seit 2013 meldepflichtig ist.

Durch die verbesserten hygienischen Verhältnisse kam es, ähnlich wie bei der Kinderlähmung, zu einer Verlagerung der Erkrankung in ein späteres Lebensalter und in den 1960er-Jahren zu größeren Epidemien, die auch ungeschützte Schwangere betrafen und zu vielen tausend geschädigten Kindern führten. Das Risiko einer Röteln-Embryopathie in der Frühschwangerschaft ist so hoch, dass allein aufgrund des serologischen Nachweises einer frischen Infektion zum Schwangerschaftsabbruch geraten wird. Auch bei späterer Infektion im mittleren Schwangerschaftsdrittel kann Taubheit auftreten, eine der Hauptursachen für nichterblichen kindlichen Hörverlust.

Impfziel: Das wesentliche Impfziel ist, Schwangere nicht zu gefährden, um eine Röteln-Embryopathie zu verhindern. Dazu sollen alle Kinder geimpft werden, damit das Wildvirus nicht mehr umlaufen kann.

Art der Impfung und Inhaltsstoffe: Es handelt sich um eine Lebendimpfung mit – wie Masern-Mumps – abgeschwächten Erregern, bei Röteln vom Stamm Wistar auf humanen diploiden Zellen (MRC-5) gezüchtet. Es ist nur noch der MMR-Kombinationsimpfstoff erhältlich.

Impfplan: Zwei Impfungen sind vorgesehen – als MMR- oder MMRV-Kombi-Impfstoff.

Personenkreis: Alle Menschen sollten gegen Röteln geimpft sein, besonders aber junge Frauen im gebärfähigen Alter.

Kritik: Die Röteln-Impfung ist heute aus epidemiologischen Gründen notwendig, wirksam und hinterlässt einen recht zuverlässigen Schutz. Allerdings wurden 2014 von 38 gemeldeten an Röteln Erkrankten zehn als geimpft übermittelt. Zwei Erkrankte waren einmal geimpft, fünf sogar mehr als einmal. Durch das Nachlassen der natürlichen Immunisierung durch umlaufende Wildviren entfällt die ständige Erinnerung des Immunsystems als natürliche Auffrischung (»Boostereffekt«). So sind weitere Impfungen notwendig, wie durch die Fixkombination im MMR-Impfstoff bereits festgeschrieben. Eine Überprüfung des Röteln-Schutzes, wie sie in den Schwangerschaftsrichtlinien vorgesehen ist, kommt zu spät, da diese Untersuchung erst nach Eintritt der Schwangerschaft vorgenommen wird und die werdende Mutter ohne Antikörpernachweis in Angst und Schrecken versetzt. Deshalb sollte spätestens beim Eintritt in das gebärfähige Alter ein vollständiger Schutz bestehen.

Es ist nicht nachzuvollziehen, warum der Einzelimpfstoff nicht mehr erhältlich ist. Ob die Eliminationsstrategie sinnvoll ist oder ob nicht lieber nur junge Frauen geimpft werden sollten, damit das Wildvirus weiter zirkuliert und für eine natürliche Immunität der Bevölkerung sorgt und diese aufrechterhält, wird die Zukunft zeigen; sie begibt uns auf jeden Fall in eine kontinuierliche Abhängigkeit von der Impfstrategie, die sich in Krisenzeiten als fatal erweisen könnte.

Die Röteln-Impfung wird mit R oder Rub abgekürzt.

Windpocken

Erkrankung: Die Windpocken sind eine hochansteckende, aber harmlose Erkrankung, die durch ein Herpes-, das Varizella-Zoster-Virus (VZV) verursacht wird. Nach einer Inkubationszeit von zwei bis drei Wochen tritt mit meist nur geringem Fieber der charakteristische Ausschlag auf, der aus flüssigkeitsgefüllten einkammerigen Bläschen besteht und sich schubweise über den ganzen Körper einschließlich des behaarten Kopfes und der Schleimhäute ausbreitet. Ansteckend sind die Windpocken schon kurz vor Ausbruch der Erkrankung, und zwar, wie der Name schon vermuten lässt, auch auf größere Entfernung. Wenn keine neuen Bläschen mehr auftreten, ist die Erkrankung nicht mehr ansteckend. Sehr selten kommt es bei Kindern zu einer meist gutartigen Gehirnbeteiligung.

Bis vor Kurzem waren die Windpocken so verbreitet, dass praktisch alle Erwachsenen geschützt waren, weil sie in der Kindheit daran erkrankt waren. Das hat sich mittlerweile geändert und damit auch die Gefährdung von Erwachsenen, insbesondere schwangerer Frauen. Wie alle Virusinfektionen können die Windpocken vor allem in der Frühschwangerschaft eine Fruchtschädigung verursachen, aber auch um den Geburtstermin herum sind sie gefährlich. Daher sollten Frauen im gebärfähigen Alter einen sicheren Schutz vor Windpocken haben.

Das Windpocken-Virus verbleibt wie alle anderen Herpesviren für immer im Körper und kann später reaktiviert werden. Dann verbreitet es sich entlang der Hautnerven und kann bei Schwächung des Immunsystems eine Folgeerkrankung verursachen, die Gürtelrose, den Herpes Zoster. Dieser wird in den letzten Jahren immer häufiger beobachtet, wohl dadurch, dass der ständige natürliche Windpocken-Kontakt und damit die Immunität gegen Reaktivierung weggefallen sind. Gefürchtet sind ein Befall der Gesichtsnerven, der Augen und Ohren sowie bleibende Nervenschmerzen im Ausbreitungsgebiet. Auch bei Kindern ist ein Zoster nicht selten, wird in der Regel fehldiagnostiziert und immer wieder einmal als vermeintliches Ekzem mit Kortisoncreme behandelt. Der Verlauf bei Kindern ist milder als bei Erwachsenen, insbesondere treten keine neuralgischen Schmerzen auf.

Impfziel: Verhinderung der Verbreitung der natürlichen Windpocken-Erkrankung und der Schutz derjenigen, die selbst nicht geimpft werden können und möglicherweise durch eine Windpocken-Erkrankung stark gefährdet sind.

Art der Impfung und Inhaltsstoffe: Lebendimpfung mit abgeschwächten, in menschlichen Zellkulturen gewonnenen Erregern (Stamm OKA). Der Impfstoff enthält Antibiotika und Gelatine.

Impfplan: Die erste Impfung wird im Alter von elf bis vierzehn Monaten, eine Nachimpfung frühestens nach vier Wochen verabreicht. Eine gleichzeitige Impfung gegen Masern-Mumps-Röteln ist möglich. Nach der STIKO sollen bei der ersten Impfung MMR und Windpocken getrennt appliziert werden, die zweite kann als MMRV-Kombi-Impfung gegeben werden. Es gibt einen Einzelimpfstoff, bislang nicht Erkrankte können jederzeit nachgeimpft werden.

Personenkreis: Nach dem gesundheitspolitischen Willen sollen alle Kinder gegen Windpocken geimpft werden, damit die freie Verbreitung des Wildvirus unterbrochen wird. Außerdem sollen alle beruflich mit Kindern in Kontakt stehenden Menschen geschützt werden, und spätestens vor einer geplanten Schwangerschaft soll der Schutz überprüft werden. Bei eingetretener Schwangerschaft ist es zu spät zum Impfen und schürt nur Ansteckungsängste. Es kann ein Berufsverbot für ungeimpfte Schwangere ausgesprochen werden.

Kritik: Durch die Möglichkeit einer Impfung und ihre scharfe Propagierung sind die Windpocken in ihrer vermeintlichen Gefährlichkeit in den letzten Jahren bis hin zur Meldepflicht (2012) hochgestuft worden. Dabei bediente man sich unter anderem folgender Methode: An alle Kinderärzte wurden Fragebögen verschickt, auf denen sie mögliche Komplikationen der Windpocken melden sollten, die sie bislang beobachtet hatten. Es haben nur diejenigen geantwortet, die über signifikante Erlebnisse mit Windpocken berichten konnten, die übrigen haben die Fragebogen als unsinnigen bürokratischen Ballast entsorgt. In der Auswertung schließlich, die durch diese Meinungsverzerrung extrem einseitig war, kam dann heraus, dass die Windpocken bislang erheblich schlimmer und ernster zu nehmen seien, als man bisher glaubte – ein willkommenes Argument für die schon bereitliegende Impfempfehlung. Auch wurde die Zahl der Todesfälle durch Windpocken, die jahrelang deutschlandweit bei durchschnittlich einem Kind pro Jahr lag, wundersam vervielfacht und soll nach Paul-Ehrlich-Institut und Deutscher Gesellschaft für Kinder- und Jugendmedizin bei 25 bis 40 liegen. 2018 wurde trotz noch fehlendem flächendeckenden Impfschutz kein Todesfall bei Kindern gemeldet.

Die Windpocken-Impfung ist nur sinnvoll, wenn wirklich flächendeckend geimpft wird. Nichtgeimpfte können die Krankheit sonst nicht mehr in der Kindheit durchmachen, weil sie nicht mehr infiziert werden. Sie sind damit in späteren Jahren besonders gefährdet, vor allem während einer Schwangerschaft. Daher muss spätestens im Jugendalter bei nicht durchgemachter Erkrankung geimpft werden.

Die Impfung gegen Windpocken ist die erste, die zunächst allein aus Wirtschaftlichkeitsüberlegungen eingeführt wurde; sie »rechnet« sich. Die meisten Kinder machen Windpocken symptomarm durch und haben danach eine stabile lebenslange Immunität. Die Einführung der Impfung hat eher gesellschaftliche Gründe wie die unkalkulierbare Ansteckungsgefahr, die Möglichkeit, störende

Narben zurückzubehalten, oder das Durchkreuzen von Alltags- und Urlaubsplanungen.

Inwieweit die Impfung das Auftreten von Gürtelrose-Erkrankungen beeinflusst, ist noch ebenso unklar wie der Langzeitschutz, der früher unter anderem dadurch immer wieder aufgefrischt wurde, dass die Windpocken frei kursierten. Sogar die Stiftung Warentest hat sich kritisch zur Impfung geäußert. Der Impfschutz ist unsicher: 1380 Erkrankungen, insgesamt 8 Prozent der Fälle mit Angaben zum Impfstatus, traten 2018 bei vollständig Geimpften auf. Weitere Impfungen werden wohl folgen. Bekämpft werden soll die Zunahme von Herpes Zoster bei Älteren dann auch durch eine Impfung: Seit Dezember 2018 empfiehlt die STIKO allen Personen ab dem Alter von 60 Jahren die Impfung mit einem adjuvantierten Herpes-zoster-subunit-(HZ/su)Totimpfstoff (Shingrix) als Standardimpfung. Die Impfung besteht aus zwei Impfdosen, die im Abstand von mindestens zwei bis maximal sechs Monaten zu verabreichen sind. Wegen zahlreicher Nebenwirkungen wie Auslösen von Zoster und unklaren blasigen Hautausschlägen wird dieser Impfstoff derzeit verschärft beobachtet. Die Schutzwirkung eines Lebendimpfstoffes, Zostavax, hat sich nicht als ausreichend erwiesen. Mit der Windpocken-Impfung hat man sich zweifelsfrei das Risiko vermehrter Zosterinfektionen erkauft.

Ein weiteres Argument gegen die Impfung ist, dass durchgemachte Windpocken in der Kindheit über zehn Jahre vor Asthma und Atopie schützen und das Auftreten und den Schweregrad der Erkrankung verzögern sollen.

Eine besondere Indikation zur Umgebungsimpfung ist schon seit Langem ein immunsupprimiertes Kind, etwa nach Organtransplantation. An mich wurde zum ersten Mal vor über 20 Jahren der Wunsch herangetragen, einen ganzen Kindergarten zu impfen, weil ein herztransplantiertes Kind dort aufgenommen werden sollte. Auf Kinderkrebsstationen sind Windpocken ebenfalls sehr gefürchtet, ein Ausbruch führt hier regelhaft zu einer extrem teuren passiven Immunisierung aller Kinder mit einem Hyperimmunglobulin. Sicher sind die Meinungen von an Kliniken tätigen Ärzten durch diese Erlebnisse geprägt. Da alle Meinungsbildner in der Kinderheilkunde Universitätsprofessoren sind, ist dieser Blickwinkel erklärlich.

Die Windpocken-Impfung wird mit V oder VZ abgekürzt.

Rotavirus-Enteritis

Erkrankung: Durchfall-Erkrankungen sind bei Säuglingen häufig, vor allem, wenn sie nicht gestillt werden und viel Kontakt zu anderen Kindern besteht. Weltweit ist die Kombination von Unterernährung und Austrocknung bei einer Durchfall-Erkrankung die dritthäufigste Todesursache bei Säuglingen und Kleinkindern. Fehlender oder durch Vermarktung von Babynahrung untergrabener Stillwille, fehlendes sauberes Wasser, mangelhafte Hygiene und hohe, die Keimvermehrung begünstigende Temperaturen spielen hier die Hauptrolle. In Deutschland sind Durchfall-Erkrankungen in Krankenhäusern, Krippen und anderen Gemeinschaftseinrichtungen verbreitet. Diese werden in vielen Fällen durch *Rotaviren* verursacht. Der Erreger ist hochansteckend, wenige Keime reichen für eine Erkrankung aus. Der Säugling bleibt auch nach Ausheilung der Erkrankung infektiös und kann den Erreger weiter verbreiten.

Im Kindesalter infizieren sich alle Menschen mit Rotaviren und erlangen dadurch allmählich eine natürliche Immunität. Der Krankheitsverlauf ist in aller Regel harmlos und mit den üblichen Strategien der Durchfall-Behandlung gut in den Griff zu bekommen. Viele Eltern gehen mit ihrem Kind ins Krankenhaus, weil ihnen nicht erklärt worden ist, wie sie sich im Falle einer Durchfall-Erkrankung des Kindes verhalten sollen, und sie sich nicht zu helfen wissen. Dadurch sind Rotavirus-Infektionen für einen großen Teil frühkindlicher Krankenhausaufnahmen verantwortlich und kosten viel Geld. Hinzu kommt, dass Rotaviren sich auf Kinderstationen gern ausbreiten und daher andere kranke Kinder gefährden. Krankenhauserworbene (nosokomiale) Rotavirus-Infektion war früher häufig Folge eines Klinikaufenthalts. Aus diesem Blickwinkel ergab sich die Notwendigkeit der Entwicklung einer Impfung.

Impfziel: Reduktion der Zahl von Durchfall-Erkrankungen der Kinder durch Rotaviren. Herdenimmunität in Krippen und anderen Kinderbetreuungseinrichtungen.

Art der Impfung und Inhaltsstoffe: Schluckimpfung mit abgeschwächten Erregern: Rotarix (GSK) besteht aus abgeschwächten Rotaviren des Serotyps G1, der auch gegen andere Serotypen wirksam zu sein scheint. Rotateq (Sanofi Pasteur MSD) enthält einen gentechnisch veränderten Rotavirus-Stamm, dem Antigene der Serotypen G1 bis G4 und G9 zugesetzt wurden. Er wird einmal häufiger verabreicht, weil die Erreger weniger vermehrungsfähig sind.

Impfplan: Je nach Impfstoff zwei (Rotarix) oder drei (Rotateq) orale Gaben ab einem Alter von sechs Wochen. Die Impfung hat ein enges Zeitfenster; mit 24 beziehungsweise 32 Wochen muss die Impfung abgeschlossen sein.

Personenkreis: Seit 2009 wird die Impfung von der WHO für alle Säuglinge empfohlen. Die STIKO hat die Rotavirus-Impfung 2013 in den Impfplan aufgenommen. Bis April 2015 gab es aber keine Abrechnungsziffer für sie, sodass sie von den Eltern ausgelegt und von den Kassen erstattet werden musste. Diese Hürden hatten die allgemeine Durchimpfung verhindert. Durch die jetzt bestehenden hat sich die Rotavirus-Impfung rasch verbreitet.

Kritik: Die kurzfristige Wirksamkeit der Rotavirus-Impfungen in den ersten Lebensjahren ist zweifelsfrei gegeben, allerdings fiel dieser Effekt in Entwicklungsländern enttäuschend geringer aus als in westlichen Industrienationen, in denen Untersuchungen zufolge die Krankenhausaufnahmen wegen Rotavirus-Enteritis fast um die Hälfte sanken. Einer großen Nachuntersuchung zufolge nahmen Rotavirus-Infektionen in Entwicklungsländern nach der Impfung zwar um 40 bis 60 Prozent, die Gesamtrate von schweren Durchfall-Erkrankungen aber nur um 15 bis 34 Prozent ab. Bislang konnte in internationalem Maßstab nicht gezeigt werden, dass die Impfung die Sterblichkeit, die bei uns ohnehin keine Rolle spielt, in nennenswertem Umfang senken kann.

Nun muss man die Notwendigkeit einer stationären Behandlung kritisch sehen: Die meisten Eltern gehen nicht ins Krankenhaus, weil ihr Kind eingewiesen wurde, sondern weil sie das Gefühl hatten, mit ihrem Kind hingehen zu müssen: »Und dann mussten wir mit dem Kind ins Krankenhaus.« Ich frage in solchen Fällen gern zurück: »Mussten Sie oder sind Sie gegangen …?« In den allermeisten Fällen ist nämlich eine Krankenhausbehandlung nicht notwendig. Für die Einrichtungen lohnte sich der Erregernachweis jedenfalls: Nach dem seit 2003 eingeführten DRG-Vergütungssystem wurden Magen-Darm-Infekte mit Erregernachweis wesentlich besser pauschal vergütet als solche ohne: Gab es für Erstere 1807 Euro, wurde eine Magen-Darm-Infektion beim Kind ohne Erregernachweis nur mit 1367 Euro bezahlt. Im Falle der Kinderklinik Mainz zum Beispiel machte das im Jahr 2012 einen Mehrgewinn von 140 800 Euro aus. Seitdem der Erregernachweis aber in der Vergütung keine Rolle mehr spielt, sind der ausufernde Nachweis und die weite Verbreitung von Rotavirus-Infektionen rückläufig – das liegt also nicht an der Impfung, sondern am Vergütungssystem. 2018 wurden im Übrigen 491 Durchbruchsinfektionen bei vollständig geimpften Säuglingen und Kleinkindern gemeldet, ein Fünftel aller Rotavirusinfektionen überhaupt.

Bereits in den 1990er-Jahren wurde in den USA ein Rotavirus-Impfstoff (RotaShield) zugelassen, den man wegen eines Risikos der sogenannten Invagination 1999 vom Markt nahm. Eine Invagination ist eine lebensgefährliche Erkrankung, ein Darmverschluss durch eine Darmeinstülpung. Sie kommt bei natürlichen Magen-Darm-Infektionen, aber eben auch nach der künstlichen durch die Impfung vor. Über zehn Jahre war dann Ruhe, ein Impfstoff wurde auch nicht wirklich vermisst. Mit einem wiederholten Anlauf sollte bei den neuen Impfstoffen dieses Risiko verringert werden. Einer aktuelleren amerikanischen Arbeit zufolge ist aber seit der erneuten Einführung der Rotavirus-Impfung das allgemeine Risiko einer Invagination angestiegen, besonders bei jungen Säuglingen. In Frankreich wurde dasselbe beobachtet und die routinemäßige Impfung ab April 2015 ausgesetzt – pikanterweise genau zu demselben Zeitpunkt, an dem in Deutschland eine Honorierung der Impfung durchgesetzt wurde. In einer im Juni 2020 vom Paul-Ehrlich-Institut veröffentlichten deutschlandweiten Invaginationsstudie mit 116 Fällen war die erste Rota-Impfung mit einem 5,7-fach erhöhten Risiko für eine Invagination assoziiert. Als weiterer Risikofaktor wurde ein früheres Vorkommen von Invaginationen in der Familie, als schützender Faktor wurde das Stillen identifiziert – vielleicht dadurch, dass Stillen das Angehen der Impfung verhindert?

Nun gibt es nicht nur Rotaviren, sondern auch andere virale und bakterielle Erreger von Durchfall-Erkrankungen. Man denke zum Beispiel an die verbreiteten Norovirus-Infektionen. Daher wäre es wichtig, die Zeit anders einzusetzen, die man zur Erklärung der Rotavirus-Impfung braucht, nämlich mit der Beratung der Eltern im Umgang mit Durchfall-Erkrankungen, die ohnehin auf kurz oder lang auftreten werden. So verhindert man weitgehend, dass

Eltern glauben, mit ihrem Kind ins Krankenhaus gehen zu »müssen«.

Vor allem im Hinblick auf den immensen Aufwand und die hohen Kosten, die die Organisation eines Impfprogramms in armen Ländern mit sich bringt, ist das Ergebnis mehr als dürftig. Es kostet nur einen Bruchteil, allgemeine hygienische Maßnahmen und die »orale Rehydratation«, also die Bereitung einer Zucker-Salz-Teelösung (siehe Abschnitt »Reisediarrhö«), zur Auffüllung des Kreislaufes zu lehren und die Symptome, die wirklich die Notwendigkeit einer Krankenhausbehandlung bedingen, zu erklären: Apathie, trockene Schleimhäute, stehende Hautfalten, anhaltende Unfähigkeit zur Flüssigkeitsaufnahme, fortgesetztes Erbrechen und Durchfall. Das anfängliche Erbrechen hört rasch von selbst auf.

Der beste Schutz vor Durchfall-Erkrankungen im ersten Lebensjahr ist das Stillen, und Muttermilch ist die einzige Nahrung, die den Namen »Heilnahrung« verdient. Stillförderung und Stillen auch im zweiten Lebensjahr, wie es die WHO für arme Länder empfiehlt, um die sogenannte Abstilldyspepsie, die Verdauungsanfälligkeit nach dem Abstillen, in ein stabileres Alter zu verlegen, muss das Hauptziel erzieherischer Bemühungen sein. Untersuchungen zufolge kann Stillen das Angehen der Rota-Impfung verhindern, ein weiterer Grund, gestillte Kinder nicht zu impfen. Ein Aussetzen des Stillens, wie es die STIKO seit 2014 kurz vor und nach der Impfung empfiehlt, ist der Gipfel der Absurdität in der Diskussion um die Rotavirus-Impfung und könnte auf die Dauer kontraproduktiv wirken.

Eine vom Robert Koch-Institut in Auftrag gegebene – und durch dieses vollständig finanzierte – gesundheitsökonomische Evaluation der Rotavirus-Impfung in Deutschland kam 2013 zu folgendem Ergebnis: Die Impfung vermeidet aus Perspektive der gesetzlichen Krankenversicherung sowie aus gesamtgesellschaftlicher

Perspektive Rotavirus-Erkrankungen und Hospitalisierungen. Der Zugewinn an QALY (eine Messgröße zur Bestimmung der Lebensqualität) ist aufgrund der geringen Schwere der Rotavirus-Erkrankung als niedrig einzustufen. Die positiven Ergebnisse auf der Effektseite sind in der Regel mit zusätzlichen Kosten verbunden. – Dem ist eigentlich nichts mehr hinzuzufügen.

Die Impfung wird mit RV abgekürzt.

Humane Papillomaviren (HPV)

Erkrankung: Die häufigste, wenn auch in den meisten Fällen völlig unbemerkt ablaufende Geschlechtskrankheit ist die Infektion mit *humanen Papillomaviren* (HPV), von denen über 100 verschiedene Stämme bekannt sind. Einige sogenannte Hochrisikostämme werden mit Veränderungen am Gebärmutterhals in Verbindung gebracht, die als Vorstufen von Gebärmutterhalskrebs gelten. Eine Rolle dieser Viren bei der Krebsentstehung scheint gesichert, Harald zur Hausen erhielt dafür 2008 den Nobelpreis für Medizin. Auch für andere Krebsarten im Genitoanalbereich werden Papillomaviren verantwortlich gemacht.

In der Regel macht eine HPV-Infektion keine Beschwerden und heilt spontan aus. Die meisten Menschen haben sich irgendwann mit HPV infiziert. Es ist völlig unbekannt, warum die Infektion in einigen seltenen Fällen aufrechterhalten wird und zu Zellveränderungen (Dysplasien) führt, die als Krebsvorstufen gelten. Aber auch diese bilden sich häufig zurück, und in noch weniger Fällen bilden sich nach vielen Jahren so hochgradige Veränderungen, dass ein beginnender Krebs vermutet werden muss. Aber nur bei zwei Dritteln aller Gebärmutterhalskrebsfälle werden die Viren gefunden. Insgesamt ist das Zervixkarzinom selten und unter anderem durch das in Deutschland etablierte Vorsorgeprogramm in den letzten Jahren stark zurückgegangen.

In der öffentlichen Diskussion wird die Tatsache, dass es sich bei der genitalen HPV-Infektion um eine Geschlechtskrankheit handelt, meist unterschlagen. Offensichtlich will man in die derzeitige liberale Sexualmoral Jugendlicher nicht eingreifen, um nicht als moralisierend oder altbacken dazustehen. Zweifelsfrei nimmt mit der Zahl der Geschlechtspartner das Infektionsrisiko zu. Kontrazeption mit der Pille gilt als Risikofaktor, was aber auch durch die liberalere Einstellung diese Form der Kontrazeption nutzender Mädchen bedingt sein kann. Ein Kondom kann die Infektion verhindern und sollte, auch für die übrigen Geschlechtskrankheiten, bei wechselnden Sexualpartnern in Gebrauch kommen. Da offensichtlich die Männer den Frauen die Infektion beibringen, sind in der letzten Zeit die Männer als Zielgruppe für die Impfung in den Blickpunkt der Werbebemühungen der Pharmaindustrie gerückt. Woher allerdings die Männer diese Infektion bekommen, ist ungeklärt.

In den Vereinigten Staaten wird die HPV-Impfung für Mädchen seit 2006, für Jungen seit 2012 empfohlen. Bei US-Einwanderern wurde die Impfung nach ihrer Einführung bis zur Erstellung vernünftigerer Kriterien 2009 sogar verpflichtend, bis man auch bei der amerikanischen Gesundheits- und Seuchenschutzbehörde CDC (*Centers for Disease Control and Prevention*) einsah, dass HPV keine Epidemien verursacht. Risikofaktoren für die tatsächliche Krebsentstehung sind der HPV-Typ, der Immunstatus (immunsuppressive Behandlung oder HIV-Infektion), das gleichzeitige Vorliegen anderer Geschlechtskrankheiten, Schwangerschaft in sehr jungen Jahren sowie das Rauchen.

Impfziel: Verhinderung genitaler HPV-Infektionen als Krebsvorstufen, nur bei den Typen, gegen die geimpft werden kann (Hochrisikostämme 16 und 18), letztlich bei beiden Geschlechtern.

Art der Impfung und Inhaltsstoffe: Es gibt zwei Impfstoffe, einen 2006 auf den Markt gekommenen Vierfach- (gegen HPV 6, 11, 16 und 18) und einen seit 2007 vermarkteten Zweifachimpfstoff (nur gegen die Hochrisikotypen 16 und 18). Sie werden gentechnisch hergestellt und bestehen aus Hüllen-Strukturproteinen der Viruskapsel, adsorbiert unter anderem an Aluminiumhydroxid. Infektiöses Material ist ebenso wenig enthalten wie Antibiotika oder Konservierungsmittel. Ein neuer, neunvalenter Impfstoff, der noch die Typen 31, 33, 45, 52 und 58 enthält, wird derzeit mit rasender Geschwindigkeit zugelassen und schon empfohlen, bevor er überhaupt auf dem Markt ist.

Impfplan: Zwei Injektionen im Abstand von einem halben Jahr im Alter von neun bis 14 Jahren, drei Injektionen nach dem üblichen Immunisierungsschema ab 15 Jahren. Voraussetzung ist, schwer beweisbar, Jungfräulichkeit. Die vollständige Impfserie soll vor dem ersten Geschlechtsverkehr abgeschlossen sein. Bei vorherigem Kontakt mit HPV ist die Impfung unwirksam. Ob spätere Auffrischimpfungen notwendig werden, ist noch nicht klar.

Personenkreis: Nach dem Willen der STIKO 2018 sollen Mädchen wie Jungen ab neun Jahren, spätestens vor Aufnahme sexueller Aktivität, geimpft werden. Die Jungen, weil sie die Infektionsquelle der Mädchen darstellen.

Kritik: Die Impfung hat häufig lokale Nebenwirkungen wie Schwellung, Rötung, Schmerzen. Die Bedeutung anderer beobachteter Nebenwirkungen, insbesondere Kollaps, unklare Todesfälle, Autoimmunerkrankungen, werden gegenüber dem statistischen Auftreten in einer vergleichbaren Bevölkerungsgruppe energisch bestritten, sollten aber dennoch Anlass zur Sorge sein.

Während die Globale Allianz für Impfung und Immunisierung (GAVI) noch vor wenigen Jahren stolz verkündete, dass die HPV-Impfung 70 Prozent der Todesfälle durch Gebärmutterhalskrebs verhindere, gibt sie sich mittlerweile bescheidener und betont, dass Früherkennungsuntersuchungen (Screenings) weiterhin notwendig seien, weil diese die Krankheits- und Sterblichkeitsrate des Gebärmutterhalskrebses in den Industrieländern extrem reduziert hätten. Die HPV-Impfung ist nicht mehr Ersatz, sondern nur noch Teil der Strategie für einen umfassenden Ansatz zur Prävention und Kontrolle des Zervixkarzinoms. Bereits 30 Prozent aller Länder haben die HPV-Impfung in ihre nationalen Impfpläne aufgenommen, wie die WHO Ende 2014 meldete. Ob überhaupt und in welchem Umfang die Impfung Karzinome und Todesfälle verhindert, wird erst in einigen Jahrzehnten bekannt sein. Alle anderen Behauptungen, von denen die Werbung nur so strotzt, sind nicht beweisbar. Wie gesagt ist der Gebärmutterhalskrebs in den letzten Jahren ohnehin stark rückläufig.

Der sehr teure Impfstoff entwickelte sich innerhalb kurzer Zeit zu einem der umsatzstärksten Medikamente, einem Blockbuster. Die komplette Impfung kostet mit allem Drum und Dran rund 500 Euro. Geschmacklose Werbekampagnen auf niedrigstem Niveau unterstützen die Vermarktung. So laufen in Kinos Werbeveranstaltungen mit Filmen, kostenlosen Schminkaktionen und anderen »attraktiven« Angeboten für junge Mädchen, unterstützt durch ein breites Bündnis von Profiteuren, auch durch den Berufsverband der Frauenärzte, denen sich durch die Impfung der Zugang zu immer mehr und immer jüngeren Mädchen eröffnet. Das Deutsche Krebsforschungszentrum, das an der Entwicklung der HPV-Impfstoffe beteiligt war, profitiert auch von deren kommerziellem Erfolg. Nun begleitet es, wie das *Deutsche Ärzteblatt* am 20. Juli 2015 meldete, wissenschaftlich ein Modellprojekt zur Steigerung der Impfquote an hessischen Schulen.

Das ethische Problem ist, in welcher Form jungen Mädchen schon ab neun Jahren die Notwendigkeit der Impfung überhaupt dargestellt werden kann. Geschlechtlichkeit wird einmal mehr in den Zusammenhang mit gefährlichen Infektionen gebracht, ähnlich, wie auch die Meningokokken-C-Impfung mit den Gefahren des Küssens vermarktet wird. Da heißt es dann in einer Werbebroschüre für Jugendliche: »Küssen – ganz sicher, mit der Men-C-Impfung!« Für HPV gibt es da eine gewisse Erklärungsnot: In Flyern, die die Firma Sanofi verteilt, heißt es zur Begründung der HPV-Impfung: »Anna hat's getan, Merle hat's getan, klar, dass ich mich auch impfen lasse.« Platter geht's kaum – man setzt offensichtlich auf den sozialen Druck, der vorher erzeugt wird. Die seelischen und emotionalen Folgen und der Einfluss auf das Miteinander und das spätere Sexualleben sind völlig unkalkulierte und unausgesprochene »Nebenwirkungen« der Impfstrategie. Denkbar wäre auch eine Zunahme von Krebserkrankungen durch die Vorstellung, wegen des Impfschutzes auf die bei jungen Frauen unbeliebten Vorsorgeuntersuchungen verzichten zu können. Dann ginge der Schuss vollends nach hinten los.

Das Geld, 150 Millionen Euro bei der vollständigen Impfung eines Jahrgangs jährlich, ist den Kostenträgern durch einen unglaublichen Coup entrissen worden: Die STIKO empfahl die Impfung unmittelbar nach dem Grundsatzbeschluss des Gemeinsamen Bundesausschusses, die STIKO-Empfehlungen ohne eigene Prüfung kritiklos in die Schutzimpfungsrichtlinien zu übernehmen und damit die Vergütung durch die gesetzlichen Krankenkassen zu erzwingen. Der damalige Vorsitzende der STIKO erhielt in diesem Zusammenhang von der Deutschen Gesellschaft für Kinderheilkunde und Jugendmedizin den mit 10 000 Euro dotierten Helmut-Stickl-Preis zur Förderung des Impfgedankens, finanziert von Sanofi Pasteur. Weil jetzt noch die Impfung der Jungen durchgesetzt wurde, haben sich die Kosten verdoppelt.

Die generell sehr impffreudige WHO schreibt, dass die HPV-Impfung dann in nationale Impfprogramme aufgenommen werden sollte, wenn Gebärmutterhalskrebs und andere HPV-assoziierte Erkrankungen im Land ein größeres Gesundheitsproblem darstellen. Das ist für Deutschland bestreitbar. Aufwand und Folgen stehen in keinem Verhältnis, zumal es sich nicht um eine einmalige Ausrottungsstrategie, sondern eine permanente Maßnahme handelt.

Die US-Behörde CDC hat die HPV-Impfung im März 2015 für alle Mädchen ab neun und Frauen bis 26 Jahre, für alle Jungen von neun bis 21 und für Männer, die Sex mit Männern haben, bis 26 Jahre empfohlen – und zwar auch schon mit dem 9-valenten Impfstoff (Gardasil 9, dort zugelassen seit Dezember 2014). Diese Empfehlung wurde schon vor der Veröffentlichung des neuen Impfplans 2016 wirksam. Großes Aufsehen erregte der Ausschluss von Peter C. Gøtzsche aus der von ihm selbst mitgegründeten Cochrane Collaboration, die sich um objektive Daten zu Therapien und medizinischen Maßnahmen bemüht: Ihr ging die Kritik Gøtzsches an der HPV-Impfung zu weit.

Die Impfung wird mit HPV abgekürzt.

Influenza

Erkrankung: Die Influenza, die echte Grippe, wird durch Viren verursacht, die eine große Wandlungsfähigkeit haben und ihre Antigeneigenschaften ständig verändern. Von den drei Stämmen A, B und C ist Ersterer derjenige, der zurzeit die größten Grippewellen verursacht. Neben den jährlichen Grippewellen kommt es in regelmäßigen Abständen zu Epidemien oder gar zu weltweiten Ausbrüchen, zu Pandemien. Diese haben in den letzten Jahren einen unrühmlichen Bekanntheitsgrad erreicht: von der Vogel- bis zur Schweinegrippe. Wie diese Namen vermuten lassen, sind Haustiere nicht nur

Reservoir, sondern auch Quelle von Neumutationen. Vögel können diese ebenso schnell über den Globus verbreiten wie Fernreisende. Wegen der sich ständig ändernden Antigenität entsteht keine bleibende Immunität. Dennoch bleibt ein Teil des immunologischen Gedächtnisses haften und schwächt den Krankheitsverlauf ab.

Grippeepidemien treten immer zum Ende des Winters auf. Der halbjährige Vorsprung, den die Erkrankung auf der Südhalbkugel hat, lässt die Schwere der drohenden Epidemie für unsere Breiten erahnen. Die Inkubationszeit ist kurz, wenige Stunden bis Tage, und die Ansteckungsgefahr je nach Erreger und Immunitätslage groß. Auch nach der Genesung wird der Erreger noch weiter verbreitet, die Fiebersenkung scheint die Dauer der Virusausscheidung zu verlängern. Eine medikamentöse Behandlung ist nicht Erfolg versprechend und großen Studien zufolge fast wirkungslos. Die tonnenweise Bevorratung entsprechender Medikamente durch Gesundheitsbehörden und deren anschließende Vernichtung als Sondermüll ist einer der totgeschwiegenen Skandale, die in regelmäßigen Abständen die Verflechtung von Pharmaindustrie mit Entscheidungsträgern in der Politik aufzeigen, aber deswegen toleriert werden, weil dies der Bevölkerung die Sicherheit vermittelt, dass mit großem finanziellem Aufwand etwas zu ihrem Wohlergehen getan würde.

Todesfälle betreffen vor allem alte Menschen mit Altersschwäche oder Vorerkrankungen. Die Zehntausende von Todesfällen, die jährlich der Influenza zugeschrieben werden, beruhen auf der Übersterblichkeit dieser Altersgruppe in den Wintermonaten. Allerdings können auch junge Menschen schwer erkranken, eine Herzmuskelentzündung erleiden und daran plötzlich sterben. Im Kindesalter kommen schwere Verläufe sehr selten vor.

Immer wieder wird ein Bedrohungsszenario aufgestellt, das sich an der verheerenden Spanischen Grippe von 1918 bis 1920 orientiert. Damals starben weit mehr Menschen als im Ersten Weltkrieg die vier Jahre zuvor. Dies wird heute mehr der schlechten Ernährungslage, mangelhaften hygienischen Bedingungen und der fehlenden Behandlungsmöglichkeit bakterieller Infektionen zugeschrieben. In den 1950er- und 1960er-Jahren kam es zu Grippepandemien (»Hongkong-Grippe«), die längst nicht so verheerend waren und möglicherweise den Grund dafür darstellen, dass die Schweinegrippe 2009/10 vor allem bei älteren Menschen weit weniger gravierend ausfiel als befürchtet. Bei diesen war noch eine Restimmunität früher abgelaufener Grippewellen vorhanden, während jüngere Menschen schwerer betroffen waren. Dramatische Verläufe zum Beispiel von Schwangeren wurden der Bevölkerung als Maß für die Bedrohung vorgehalten. Unterm Strich war die Grippesterblichkeit in der Saison 2009/10 weit geringer als sonst propagiert; mit den amtlichen Zahlen von etwa 250 Todesfällen lässt sich argumentieren, dass die Schweinegrippe Tausenden von Menschen das Leben bewahrt hat.

Impfziel: Vermeidung der echten Grippe (Influenza) für den Einzelnen und, im Sinne des Herdeneffektes, für die Gemeinschaft.

Art der Impfung und Inhaltsstoffe: Es gibt verschiedene Impfstoffe unterschiedlicher Hersteller, die sich nach Art der Adjuvanzien unterscheiden. Gemeinsam ist ihnen, dass es sich um einen Totimpfstoff mit jährlich neu von der WHO vorgeschriebener, einheitlich angepasster Zusammensetzung gegen drei Stämme handelt. Ein Vierfachimpfstoff ist in der Entwicklung und soll langfristig als Standardimpfstoff eingeführt werden. Der nasale Impfstoff (Fluenz Tetra) ist nur für Kinder ab zwei Jahren und Jugendliche bis 18 Jahre zugelassen. Auch er wird jährlich im Herbst intranasal appliziert, das heißt über die Nasenschleimhaut aufgenommen, indem in jedes Nasenloch 0,1 Milliliter Impfstoff eingegeben werden. Häufige Nebenwirkungen sind verstopfte Nase und Unwohlsein. Kontraindikationen sind Allergien gegen Impfstoffbestandteile (Hühnereiweiß, Gentamycin) und, wie bei allen Lebendimpfstoffen, Immunschwäche oder -unterdrückung.

Impfplan: Jährliche Impfung im Herbst. Kinder unter einem halben Jahr erhalten die halbe Impfdosis und werden beim ersten Mal nach vier Wochen nachgeimpft.

Personenkreis: Der Schutz gilt vor allem älteren Menschen, bei denen aber die präventive Wirkung nicht besonders gut ist. Die Impfung muss jeden Herbst mit einem Impfstoff, der die aktuelle, von der WHO empfohlene Antigenkombination enthält, auch dann erneuert werden, wenn die Antigenzusammensetzung des Impfstoffs gegenüber der vorhergehenden Saison unverändert ist. Ferner sollen diejenigen Menschen geimpft werden, die viel Kontakt zu anderen haben, vor allem im Gesundheitswesen, sowie Kinder und Jugendliche mit Grunderkrankungen, besonders Herz- und Lungenerkrankungen. Eine generelle Impfung von Kindern wird nicht empfohlen, obwohl es sinnvoll wäre, wenn überhaupt, dann gerade sie zu impfen. Sie verbreiten nämlich die Erkrankung, ohne selbst daran schwer zu erkranken. Dieses Vorgehen ist in der sehr viel weiter gehenden amerikanischen Impfempfehlung realisiert und auch von der »fortschrittlicheren« Sächsischen Impfkommission aufgenommen worden. Ein nasal anzuwendender Lebendimpfstoff, der jetzt vier Stämme (A-H1N1, A-H3N2, B Victoria, B Yamagata) umfasst, ist für Kinder erhältlich, die Kostenregelung hierfür ist noch uneinheitlich.

Kritik: Obwohl es sich nicht um eine besonders teure Impfung handelt, ist bei der erwünschten weitgehenden Durchimpfung der Bevölkerung die Grippe-Impfung ein Geschäft in der Größenordnung von einer Milliarde Euro. Daher ist dieser Markt besonders umkämpft und unübersichtlich. Auch für die Ärzte ist die planbare Wiedervorstellung aller Patienten jedes Jahr ein wichtiger Baustein der Patientenbindung, der immer die Möglichkeit ergibt, weitere medizinische Maßnahmen zu veranlassen. Die Impfung wird zwar nicht besonders hoch vergütet, aber »extrabudgetär«, das heißt außerhalb des für den Patienten zur Verfügung stehenden Pauschalbudgets. Eine jährlich routinemäßig aufgefrischte Impfung hat wenig Informationsbedarf, damit ist das Geld schneller verdient.

Die Impfung kann, je nach Zusammensetzung und Zutreffen der Vorhersagen auf die zu erwartenden Virusmutanten, die Erkrankung in höchstens 40 bis 60 Prozent der Fälle abschwächen oder verhindern. In der Saison 2014/15 zum Beispiel war der für über 70 Prozent der Erkrankungsfälle verantwortliche Erreger nicht im Impfstoff enthalten. Experten wussten bereits im Januar, dass der Impfstoff danebenliegt. Trotz dieses lückenhaften Schutzes hat die STIKO ihre Impfempfehlung nicht zurückgenommen und die Impfung weiter propagiert, weil sie gegen die anderen enthaltenen Virusstämme schützen und vielleicht den Krankheitsverlauf abmildern könne. Die Annahme, die fehlende Kommunikation über einen in diesem Jahr deutlich herabgesetzten Impfschutz sei dadurch bedingt, dass die Pharmafirmen ihre Impfstoffe weiterhin verkaufen wollen und entsprechende Lieferverträge sowie die geheim gehaltenen Rabattverträge eingehalten werden müssen, dürfte wohl zutreffend sein.

Der beste Schutz vor einer Influenza ist das regelmäßige Händewaschen und das Vermeiden größerer Menschenansammlungen während der Infektzeiten. Für Kinder ist die heute übliche Massenunterbringung in Großeinrichtungen ein Risikofaktor. Kleinräumigere Kinderbetreuungen mindern das Risiko. Andererseits schützen durchgemachte Influenza-Infektionen vor schweren Verläufen bei weiteren Erkrankungen, sodass das Ziel, Erkrankungen ganz zu verhindern, erstens unrealistisch und zweitens gar nicht erwünscht ist. Die Analyse der Cochrane Database, einer unabhängigen Einrichtung für beweisgestützte *(evidence-based)* Medizin, kam 2009 zu dem Schluss, dass es keine Belege für die Effektivität einer routinemäßigen Influenza-Impfung gesunder Erwachsener gibt. Für die Anwendung des intranasalen Lebendvirusimpfstoffs für Kinder und Jugendliche mit »erhöhter gesundheitlicher Gefährdung«, für die allein eine Impfung gegen Influenza von der Ständigen Impfkommission überhaupt empfohlen wird, ist die Studienlage ebenfalls unzureichend.

Sonderfall Schweinegrippe

Bereits 1976 wurde in den Vereinigten Staaten eine Influenza-Pandemie (»Schweinegrippe«) heraufbeschworen und eine breit angelegte Impfkampagne gestartet. Als jedoch eine unerwartet hohe Anzahl von Guillain-Barré-Syndromen, einer Autoimmunerkrankung mit aufsteigenden Lähmungserscheinungen, auftrat und zudem sich die Schweinegrippeepidemie damals nicht weiter ausbreitete, wurde sie gestoppt. Pro 100 000 Impflingen trat ein Fall auf, 53 Todesfälle waren zu verzeichnen. Nach der Aufregung um die Vogelgrippe (SARS) schloss das Gesundheitsministerium 2007 mit dem Hersteller GlaxoSmithKline (GSK) für den Fall einer Influenza-Pandemie einen Vertrag, den neuartigen Impfstoff Pandemrix zu kaufen. Als die öffentliche Diskussion um die Schweinegrippe im Herbst 2009 ihren Höhepunkt erreichte, war aufgrund der Erfahrungen der Südhalbkugel schon längst klar, dass es sich hier nicht um eine besonders schwere Form der Influenza handeln konnte. Dennoch wurden im Sommer 2009 in aller Eile für 700 Millionen Euro 50 Millionen Dosen dieses Impfstoffs bestellt. Zum Einsparen von Impfantigen war dieser mit einem ganz neuen Wirkstoffverstärker, Squalen (AS03), und mit dem inzwischen obsoleten quecksilberhaltigen Thiomersal versetzt. In Massenimpfaktionen sollten Feuerwehren, Katastrophenhelfer und Angehörige des Gesundheitswesens geimpft werden. Für Angehörige der Regierung und die Bundeswehr wurde aber ein anderer Ganzkeimimpfstoff eingesetzt (Celvapan), der frei von den umstrittenen Adjuvanzien wie Squalen und Thiomersal war. Auch in den USA wurden ausschließlich Influenza-Impfstoffe ohne Adjuvanzien verwendet.

Es entstand nicht nur unter kritischen Ärzten, sondern auch unter Exponenten des Gesundheitswesens – wie der Vizepräsidentin der Bundesärztekammer Cornelia Goesmann – der Verdacht, dass die Interessen der Pharmaindustrie durch ihre Lobbyisten wieder einmal gut bedient wurden.

Angesichts der schleppenden Nachfrage versuchten die Bundesländer Anfang 2010, mit dem Impfstoffhersteller über eine Reduzierung der Bestellung auf nur die Hälfte der georderten Impfstoffe zu verhandeln. Schließlich einigte man sich auf 70 Prozent. Anfang Mai 2010 waren in den deutschen Bundesländern noch über 28 von insgesamt 34 Millionen beschafften Impfdosen vorhanden. Verhandlungen mit anderen Staaten über einen Weiterverkauf scheiterten. Die Haltbarkeit lief Ende 2011 aus, sodass die Impfstoffe vernichtet werden mussten. Da nicht verimpfte Dosen von den Krankenkassen nicht erstattet wurden, entstand ein Verlust in Höhe von 239 Millionen Euro.

Die Schweiz hatte 13 Millionen Impfstoffdosen bestellt, um 80 Prozent der Bevölkerung zweimal zu impfen. Verimpft wurden 2,5 Millionen Dosen. Im Januar 2010 wurden 750 000 Dosen des Impfstoffs Celtura an den Iran verkauft und weitere 150 000 verschenkt, die gleiche Menge Pandemrix ging als Spende an die WHO. Der Rest, über acht Millionen Dosen, wurde als Sondermüll entsorgt.

Als Spätfolge dieser Impfung ist eine ungewöhnliche Erkrankung anerkannt, die Narkolepsie, eine seltene, schwere Störung des Schlaf-wach-Rhythmus. Nach offiziellen Zahlen des Paul-Ehrlich-

Instituts für Deutschland ist diese unerwünschte Nebenwirkung bei 37 Kindern und 48 Erwachsenen gesichert (Stand Juli 2016).

In der Rückschau kann angenommen werden, dass seitens der WHO die Pandemie der Schweinegrippe herbeigeredet wurde, um den Interessen der Pharmalobby zu dienen. Verflechtungen der Meinungsbildner und der Politik mit der Pharmaindustrie sind offensichtlich. Verdient wird auf Kosten von Mensch und Umwelt an allem: an Medikamenten, Impfstoffen – und deren aufwendiger Vernichtung.

»Wahrscheinlich hätten wir früher gar nicht gemerkt, dass es zurzeit eine Pandemie gibt«, sagte der Marburger Virologe Stephan Becker auf dem Höhepunkt der Erkrankungswelle. Das sei in der Vergangenheit sicher häufiger passiert. Dennoch waren sich die Experten einig: Jetzt muss noch mit dem saisonalen Influenza-Impfstoff nachgeimpft werden!

Meningoenzephalitis (FSME)

Erkrankung: Aufgescheucht durch die Medien, kommen jedes Frühjahr Eltern mit ihren Kindern wegen der Frage nach der »Zeckenimpfung« in die Praxis. Zecken übertragen in unseren Breiten zwei Erkrankungen: die Borreliose und die Frühsommer-Meningoenzephalitis (FSME). Gegen die Borreliose gibt es keine Impfung – und »gegen Zecken« schon gar nicht.

FSME oder, wie es im internationalen Schrifttum heißt, TBE *(tick-borne encephalitis)* ist eine bei uns durch Zecken übertragene Infektion mit einem Flavivirus, dem FSME-Virus, von dem es drei Subtypen gibt. Hierzulande ist der harmlosere westliche Subtyp heimisch. Die östliche Variante, die in einem breiten Gürtel durch Russland verbreitet ist, scheint sehr viel schwerere Krankheitsverläufe zu verursachen. In Deutschland werden pro Jahr etwa 300 Fälle von FSME gemeldet, wobei eine Meldung nichts über den Schweregrad der Erkrankung aussagt, oft sind es lediglich Zufallsergebnisse einer Blutuntersuchung. Nur etwa 14 Prozent davon treten bis zum Alter von 20 Jahren auf.

Die Erkrankung ist durch einen zweiphasigen Verlauf gekennzeichnet. Die Phase der Virusausbreitung im Körper, zwei bis vier Tage nach Zeckenbiss, kann mit grippeähnlicher Symptomatik wie mäßigem Fieber, Kopfschmerz, Erbrechen und Schwindel einhergehen. Nach einem beschwerdefreien Intervall von zwei bis drei Wochen kann es in einer zweiten Krankheitsphase zu erneutem Fieberanstieg, heftigsten Kopfschmerzen und den Zeichen einer Hirnhaut- oder Gehirnentzündung kommen. Der Verlauf ist bei Kindern weniger schwerwiegend als bei Erwachsenen. Zu den länger andauernden Beschwerden gehören Verlangsamung, Konzentrationsschwäche, Müdigkeit und Kopfschmerzen. Diese sind vor allem bei Erwachsenen beschrieben, aber auch 0,5 Prozent der erkrankten Kinder sollen bleibende neurologische Schäden zurückbehalten.

Im Vergleich zu der anderen durch Zecken übertragenen Erkrankung, der Borreliose, mit einer Häufigkeit bis zu 100 pro 100 000 Einwohner und Jahr, stellt die FSME in Deutschland ein eher seltenes und zudem lokal begrenztes Problem dar. Die Verbreitung der relativ stabilen sogenannten Naturherde kann den entsprechenden Karten entnommen werden. Allerdings ist zu diesen zu sagen, dass sie lediglich auf die Landkreise bezogene politische Grenzen darstellen und nicht die wirklichen Herde, was am Beispiel des Landkreises Marburg-Biedenkopf deutlich gemacht werden kann: Hier gibt es nur in einem kleinen Waldgebiet des Ostkreises einen kleinen »Naturherd«; etwa alle ein bis zwei Jahre kommt es zu einem Erkrankungsfall. Außerhalb dieses Bereichs ist es noch nicht zu derartigen Infektionen gekommen. Dennoch steht der gesamte, relativ große Landkreis mit seinen weitläufigen Waldgebieten auf der Landkarte der FSME-Verbreitung, und alle, die dorthin reisen, werden gewarnt, sich impfen zu lassen. Im Übrigen ist der Landkreis schon lange von der Liste der FSME-Risikogebiete zu streichen, weil die Kriterien für ein Risikogebiet bereits seit vielen Jahren nicht mehr erfüllt werden. Auf meine Anfrage an das Paul-Ehrlich-Institut wurde das dementiert und gleichzeitig betont, dass ja nun viele schon geimpft seien und man daher nicht wissen könne, wie viele Infektionen dadurch schon verhindert worden seien. Also: einmal Risikogebiet, immer Risikogebiet.

Vergleicht man die Verbreitungskarten, die Impffirmen in ihre Prospekte aufgenommen haben, mit den seit 2007 schon erheblich erweiterten und arrondierten Karten des Paul-Ehrlich-Instituts, ist inzwischen schon fast ganz Deutschland von FSME heimgesucht. Sie enthalten nämlich auch die wenigen Fälle (pro Jahr etwa sechs bis acht), die in Nicht-Risikogebieten aufgetreten sind und bei denen die Infektionsquelle unklar geblieben ist.

Impfziel: Individueller Schutz vor der FSME-Erkrankung. Ein Herdeneffekt kann nicht entstehen. Nur über eine aussichtslose Kontrolle der Zeckenpopulationen könnten Naturherde bekämpft werden. Diesbezügliche Versuche mit großen Mengen DDT in der Sowjetunion verliefen erfolglos.

Art der Impfung und Inhaltsstoffe: Totimpfstoff aus Virusisolat, auf Hühnerembryonenzellen gezüchtet. Stabilisierung mit Humanalbumin und Aluminiumhydroxid.

Impfplan: Drei Impfungen nach dem üblichen Schema einer jeden Totimpfung – zweite Impfung nach vier bis acht Wochen, die dritte sechs bis zwölf Monate später. Eine Auffrischimpfung wird nach drei bis fünf Jahren empfohlen, was sicher viel zu häufig ist. In der Schweiz wird die Auffrischimpfung nach zehn Jahren angeraten. Es gibt je nach Hersteller unterschiedliche Schnellimmunisierungsmöglichkeiten, zum Beispiel vor Reisen in Hochrisikogebiete: Entweder mit drei Impfungen, Wiederholung nach einer und drei Wochen, oder mit zwei Impfungen im Abstand von zwei Wochen mit späterer Auffrischung.

Personenkreis: Jeder Versicherte kann sich auf Wunsch gegen FSME impfen lassen, auch außerhalb von Risikogebieten. Die Kosten werden von den gesetzlichen Krankenkassen übernommen. Empfohlen ist die Impfung für diejenigen, die sich wiederholt in Hochrisikogebieten aufhalten, auch für Schulausflüge oder Klassenfahrten. Sein persönliches FSME-Risiko muss jeder selbst einschätzen.

Kritik: Eine realistische Gefährdung, an einer FSME zu erkranken, besteht nur für Personen, die sich wiederholt in Hochrisikogebieten der erhöhten Gefahr eines Zeckenbisses aussetzen, etwa bei wiederholtem Aufenthalt im Unterholz oder Wald. Selbst die sonst so impffreudige Kommission für Infektionskrankheiten und Impffragen der Deutschen Akademie für Kinder- und Jugendmedizin hält sich bedeckt und verlautbart, angesichts der Seltenheit der FSME, des milden Verlaufs der Erkrankung im Kindes- und Jugendalter mit seltenen schweren Verläufen und in neuerer Literatur fast fehlenden bleibenden Schäden sollten die Impfempfehlungen der STIKO korrekt angewandt werden. Es gibt zurzeit keine Grundlage für eine generelle Einführung der Impfung, auch nicht in einzelnen Bundesländern. Vielmehr bleibt die Empfehlung der Impfung eine auf den speziellen Fall beschränkte Maßnahme, die erst nach genauer Analyse des konkreten Infektionsrisikos und individueller Entscheidung durchgeführt wird.

Die Geschichte der FSME-Impfung ist voller Skandale, Rückrufaktionen und Engpässe. Impfstoffe gegen den östlichen Stamm (TBE) wurden schon früh in der Sowjetunion entwickelt. In Europa begann die Entwicklung von Impfstoffen in Österreich Mitte der 1970er-Jahre (Prof. Kunz und Immuno AG, jetzt Baxter), als die FSME als epidemiologisches Problem erkannt wurde. Die Effektivität der Massenimpfung konnte durch eine deutliche Abnahme von FSME-Fällen in Österreich gezeigt werden, seither ist die FSME-Impfung österreichischer Nationalstolz.

In den 1980er-Jahren wurde nach einem Zeckenstich eine passive Immunisierung durch ein Hyperimmunglobulinserum empfohlen. Nach besonders schweren Verläufen nach Immunglobulingabe ruht die Zulassung seit über 20 Jahren; seit 1997 wird von der DAKJ von der Anwendung abgeraten.

Im Jahr 1991 wurde der FSME-Impfstoff Encepur zugelassen, 1998 aufgrund allergischer Reaktionen auf den Stabilisator Polygelin zurückgerufen. 2000 wurde der FSME-Impfstoff TicoVac ohne Konservierungsmittel und Stabilisator zugelassen, der besonders bei Kindern vermehrt zu Fieberreaktionen führte. Die erhöhte Reaktogenität dieses Impfstoffs wurde mit der Abwesenheit von Albumin erklärt. Er wurde vom Markt genommen, modifiziert und später als FSME Immun mit zusätzlich 0,1 Prozent Humanalbumin wieder zugelassen. So gab es ab Anfang 2001 gar keinen Impfstoff auf dem Markt, und er wurde auch nicht vermisst, eine eklatante Häufung von Fällen trat nicht auf. Die Wiederzulassung von Encepur Kinder (ein bis elf Jahre) und Encepur Erwachsene (ab zwölf Jahren) wurde, auch vom Paul-Ehrlich-Institut, euphorisch gefeiert, und die Impfkampagnen wurden in der Öffentlichkeit – teils auf ziemlich unseriöse Weise – wiederaufgenommen. Mit wiederholt platzierten Zeitungsmeldungen, zum Beispiel über das Deutsche Grüne Kreuz, wird Lobbyarbeit betrieben und mit monströs großen, gruseligen Zecken in Apotheken und auf Postern geworben, und zwar so erfolgreich, dass es in der Folge wiederholt zu Impfstoffverknappungen kam. Dann war die Impfung plötzlich doch wieder nicht so wichtig. Unter den Nebenwirkungsmeldungen an das Paul-Ehrlich-Institut steht, vor allem gemessen an der untergeordneten Bedeutung dieser Maßnahme, die FSME-Impfung mit 10,5 Prozent aller Meldungen mit an vorderster Stelle.

Wenn FSME geimpft werden soll, ist wegen des in höherem Alter schwereren Verlaufes vor allem an die Erwachsenen zu denken. Nur ist es Eltern, besonders den Müttern, schwer verständlich, sich gegen eine Erkrankung zu schützen, aber ihre Kinder ungeschützt zu lassen. Auch wenn heute besser verträgliche Impfstoffe zur Verfügung stehen, fällt eine Kosten-Nutzen-Analyse zuungunsten der Impfung aus. 2019 wurden insgesamt 444 Fälle von FSME gemeldet, davon weniger als 10 Prozent bei Kindern unter 15 Jahren. Gegenüber dem Vorjahr, als 583 Fälle gemeldet waren, ist die Zahl der Meldungen um 20 Prozent zurückgegangen. 2018 waren 40 Fälle als mehr oder weniger ausreichend geimpft gemeldet.

Die Impfung wird mit FSME, international mit TBE abgekürzt.

Die Impfungen in Kombinationen

Einzelimpfstoffe sind zum größten Teil nicht mehr erhältlich oder kontraindiziert. Letzteres gilt vor allem für den Tetanus-Impfstoff (siehe auch Abschnitt »Tetanus« im Kapitel »Die Impfungen im Einzelnen«). Bedauerlich und nicht nachvollziehbar ist, warum der Keuchhusten-Einzelimpfstoff vom Markt genommen wurde, denn der Impfschutz hält nicht lange an, sodass man gezwungen wird, auf ein Kombipräparat zurückzugreifen. Da dieses immer auch Tetanus enthält, kann es hier zwangsläufig zur Überimpfung kommen. Das kann nicht nur bei der jetzt empfohlenen Keuchhusten-Impfung in der Schwangerschaft problematisch sein.

Es hat sich bewährt, Impfungen in einem Kombinationsimpfstoff zusammenzufassen. Das gilt vor allem für Totimpfstoffe. Die Vorteile, nämlich weniger Impftermine durch weniger Injektionen, also weniger Körperverletzung, weniger Volumen, weniger Konservierungs- und Zusatzstoffe bei gleich guter Wirksamkeit, überwiegen die Nachteile bei Weitem. Von Nachteil ist, dass Impfreaktionen auf einzelne Bestandteile nicht mehr nachvollzogen werden können; das heißt, wir wissen bei Auftreten einer stärkeren unerwünschten Reaktion nicht, auf welches Antigen oder welchen Zusatzstoff reagiert wurde – und wir werden es in Zukunft immer weniger wissen, weil immer weniger Einzelimpfstoffe erhältlich sind. Auch bei der Veränderung der Zusammensetzung eines Impfstoffs stellt sich dieses Problem.

Die Kombination von Lebendimpfstoffen untereinander sehe ich sehr viel problematischer. Wenn ein Organismus sich mit einer Erkrankung auseinandersetzt, werden, lange bevor spezifische Abwehrmechanismen wie Erkennen durch die zelluläre Abwehr und spätere Antikörperbildung einsetzen, unspezifische Abwehrreaktionen in Gang gebracht. Dazu gehören unter anderem Fieber, aber auch viele andere unbemerkt ablaufende Immunvorgänge, die wir unter dem Begriff der »Entzündung« zusammenfassen. Sie sollen das gleichzeitige Angehen weiterer Erkrankungen verhindern. Dieses Prinzip, das wir auf der Hörsaalbank gelernt haben, wird bei der Kombination von Lebendimpfungen über Bord geworfen; heute werden Lebendimpfungen beliebig kombiniert. Zwar hat man beobachtet, dass bei der Kombination von MMR und Windpocken mehr Fieber und etwas häufiger Fieberkrämpfe auftreten; die daraus gezogene, meines Erachtens »inkonsequente Konsequenz« war die, dass nun empfohlen wird, MMR und Windpocken getrennt zu applizieren: bei demselben Termin, nur an verschiedenen Körperstellen. Dieses Vorgehen ist geradezu als lächerlich zu bezeichnen, denn man ändert nichts an der Tatsache, vier Krankheitserreger gleichzeitig zu applizieren, wohl aber bedarf es eines weiteren »Pikses«. Ich rate, bei der ersten Impfung gegen MMR auf die gleichzeitige Windpocken-Impfung zu verzichten und diese später, wenn überhaupt, zu applizieren. Bei der zweiten MMR-Impfung kann dann der Vierfachimpfstoff verwendet werden, weil davon auszugehen ist, dass zumindest die meisten Komponenten bereits bei der Erstimpfung angegangen sind. Auf keinen Fall sollte die zweite Impfung vor dem Alter von 15 Monaten angewendet werden.

Was wird wohin geimpft?

Arzt und Patient sollten wissen, welcher Impfstoff an welcher Körperstelle appliziert wurde, damit etwaige Reaktionen dem Impfstoff zugeordnet werden können. Dies sollte nicht der Beliebigkeit unterliegen. In meiner Praxis wird – das habe ich durch die Impfstudien gelernt – zum Beispiel der Fünf- oder Sechsfachimpfstoff immer in den linken seitlichen Oberschenkel appliziert, der Pneumokokken-Impfstoff immer rechts, der Meningokokken-Impfstoff in den rechten, die MMR-Impfung in den linken Oberarm und so fort. Dadurch kann ich Lokalreaktionen zuordnen.

Nach einer Lebendimpfung sollten vier Wochen Pause eingehalten werden, bevor eine weitere Lebendimpfung appliziert wird. Mit dieser Empfehlung hat man offensichtlich den zuvor genannten Gedanken doch Rechnung getragen. Leider gibt es Einzelimpfungen für Masern, Mumps und Röteln nicht mehr, sodass man trotz dieser theoretischen Überlegungen kombiniert impfen muss. Bei den Lebendimpfungen gibt es lediglich den Masern-Mumps-Röteln-Impfstoff (MMR, Handelsname MMR-VaxPro, MSD, seit 2006, oder Priorix, GSK, seit 1997) und den Masern-Mumps-Röteln-Windpocken-Impfstoff (MMRV, Handelsname Priorix Tetra, GSK, seit 2006, und ProQuad, MSD, seit 2017). Wiederholte Lieferengpässe haben immer wieder zu Unmut und Protesten geführt. Ein weiterer Lebendimpfstoff ist die Schluckimpfung gegen Rotaviren, der aber nur im ersten Lebenshalbjahr Verwendung findet.

Lebendimpfungen enthalten grundsätzlich keine Konservierungsmittel, weil diese die Impfviren abtöten würden, und sind frei von Wirkungsverstärkern. Sie enthalten dafür Reste von Kulturmedien und Antibiotika, meist Neomycin.

Ich halte es für nicht so bedenklich, Tot- und Lebendimpfungen in einer Sitzung zu kombinieren, weil die Antigene der Totimpfung eine sofortige Auseinandersetzung des Immunsystems bedingen, während sich die Impfviren der Lebendimpfung erst vermehren müssen, bevor die Abwehr einsetzt. Dennoch würde ich der Übersichtlichkeit halber niemals mehr als zwei Impfungen pro Sitzung vornehmen. Den Überblick zu bewahren halte ich angesichts der Fülle von Impfstoffen und der notwendigen sorgfältigen Beobachtung etwaiger unerwünschter Wirkungen für sehr wichtig.

Doch kommen wir nun zu den für das Kindesalter relevanten Kombinationen, die zurzeit in Deutschland auf dem Markt sind.

Der Sechsfachimpfstoff (TDaP-IPV-HIB-Hep)

Zurzeit (2019) sind drei Sechsfachimpfstoffe auf dem deutschen Markt, Infanrix hexa von GSK, Hexyon von Sanofi Pasteur und Vaxelis von MSD. Infanrix hexa ist seit 2000 zugelassen, Hexyon seit 2013, Vaxelis seit 2016. Der Vorgänger von Hexyon, Hexavac, wurde 2005 nach einer Überprüfung der Zulassung durch die EMA (europäische Zulassungsbehörde) vom Markt genommen, angeblich, weil sich Hinweise auf einen zu geringen Langzeitschutz des Sechsfachimpfstoffs gegen Hepatitis B ergeben hätten. Als Vorsichtsmaßnahme empfahl die EMA, die Zulassung für den Kombinationsimpfstoff ruhen zu lassen. Sie betonte dabei, dass es keinerlei Sicherheitsbedenken gäbe. Die Firma nahm den Impfstoff sofort vom Markt, ließ Restbestände vernichten, nahm bereits verkaufte zurück und ließ verlautbaren, verfügbare klinische Daten wiesen nicht darauf hin, dass derzeit Antikörpertestungen oder erneute Impfungen erforderlich seien. Es konnte daher auch nicht mehr, wie in der sogenannten TOKEN-Studie (siehe Abschnitt »Die TOKEN-Studie«) geplant, geprüft werden, ob Hexavac mit einem höheren Risiko für den plötzlichen Kindstod (SIDS) verbunden ist als das Konkurrenzpräparat Infanrix hexa. Der Hersteller kündigte an, in Zusammenarbeit mit den Behörden weitere Daten zum Langzeitschutz zu erheben. Diese sind den Ärzten von Firmenseite aus bislang nicht kommuniziert worden, ebenso wenig, wer dann für diese zusätzlichen Kosten aufkommen muss. So kann man durchaus bezweifeln, dass wir die ganze Wahrheit der Marktrücknahme kennen. Nach den bisher vorliegenden Daten sieht die STIKO keine Veranlassung, Jugendliche, die als Säuglinge mit Hexavac geimpft wurden, nachzuimpfen.

Infanrix hexa besteht aus einer separaten gefriergetrockneten HIB-Komponente, die mit einer flüssigen Fertigspritze aufgelöst und dann aufgezogen wird, während Hexyon und Vaxelis in einer Fertigspritze geliefert werden. Beide Impfstoffe waren schon immer für ein reduziertes Impfschema zugelassen. So heißt es bei Infanrix hexa (2007): »Die Grundimmunisierung besteht aus drei Dosen zu je 0,5 ml (entweder nach dem 2-, 3-, 4-, dem 3-, 4-, 5- oder dem 2-, 4-, 6-Monate-Impfschema) oder aus zwei Dosen (nach dem 3-, 5-Monate-Impfschema). Zwischen den einzelnen Dosen ist ein Zeitabstand von mindestens einem Monat einzuhalten.« Bei Hexyon heißt es (2015): »Die Grundimmunisierung besteht aus 2 Impfdosen (im Abstand von mindestens 8 Wochen) oder 3 Impfdosen (im Abstand von mindestens 4 Wochen). Nach der Grundimmunisierung mit 2 Impfdosen Hexyon muss eine Auffrischimpfung verabreicht werden. Nach der Grundimmunisierung mit 3 Impfdosen Hexyon sollte eine Auffrischimpfung verabreicht werden. Die Auffrischimpfung soll frühestens 6 Monate nach Verabreichung der letzten Dosis zur Grundimmunisierung erfolgen.« Der einzige namhafte Unterschied der Impfstoffe besteht in den Pertussis-Antigenen und in der etwas vorteilhafteren Darreichungsform von Hexyon und Vaxelis sowie dem etwas niedrigeren Aluminiumgehalt (0,6 beziehungsweise 0,32 versus 0,82 mg).

Der Fünffachimpfstoff (DTaP-IPV-HIB)

Da eine Hepatitis-B-Impfung im Säuglingsalter nicht unbedingt notwendig ist, kann auch auf einen der Fünffachimpfstoffe zurückgegriffen werden, bei denen die Hepatitis-B-Komponente fehlt. Diese heißen Infanrix IPV+HIB (1999) bei GSK und Pentavac (1997) bei Sanofi Pasteur MSD. Sie unterscheiden sich sonst nicht von den Sechsfachimpfungen. Der Aluminiumgehalt von Pentavac ist mit 0,3 Milligramm geringer als der des Konkurrenzpräparates (0,5 Milligramm). Formal ist Pentavac im Gegensatz zu den Sechsfachimpfstoffen laut der aktuellen Produktinformation (2020) aus unerfindlichen Gründen in Deutschland nicht für das 2+1-Schema zugelassen, obwohl beschrieben wird, dass eine bestimmte Impffolge, laut Produktinformation nämlich »drei bis fünf Tage anhaltende großflächige Reaktionen an der Injektionsstelle mit starker Schwellung an der betroffenen Extremität, die sich von der Injektionsstelle über ein oder beide Gelenke ausdehnen«, von der Anzahl zuvor erhaltener Dosen pertussisantigenhaltiger Impfstoffe abhängig zu sein scheint, mit einem größeren Risiko nach der vierten und fünften Dosis. Was liegt dann näher, als auf diese Dosen zu verzichten?

Fünf- oder Sechsfachimpfstoffe haben ein sehr ähnliches Nebenwirkungsspektrum: Die Eltern beunruhigt sehr häufig eine Appetitlosigkeit, Erbrechen oder Durchfall sowie anhaltendes Schreien und Reizbarkeit, oft recht plötzlich nach vier bis acht Stunden, oder umgekehrt eine Benommenheit oder Schläfrigkeit. Nachfolgende Schlafstörungen können sehr belastend sein, ebenso gelegentlich auftretendes lang anhaltendes, unstillbares schrilles Schreien. Das Gegenteil dazu sind die sogenannten hypoton-hyporesponsiven Episoden (HHE), die mit eigenartiger Reaktionslosigkeit einhergehen. Hohes Fieber und Fieberkrämpfe sind selten. An Lokalsymptomen sind Rötung, Schmerz und Schwellung an der Injektionsstelle sehr häufig. Das Auflegen einer kühlen Kompresse kann hier helfen. Von der zu großzügigen Anwendung von »Schmerz-Fieberzäpfchen« muss abgeraten werden (siehe auch Abschnitt »Die ›Fieberzäpfchen‹« im Kapitel »Die Ausführung der Impfung – ganz praktisch«), außer bei sehr heftigen Symptomen. Ich sage den Eltern immer: »… bevor Sie den Notarzt rufen.« Diese »Zäpfchen« helfen zwar vordergründig, stören aber die Immunantwort.

Der Vierfachimpfstoff DTaP-IPV

Tetravac (Sanofi Pasteur MSD, zugelassen 1998) ist zur aktiven Grundimmunisierung gegen Diphtherie, Tetanus, Pertussis und Poliomyelitis mit einem Schema von drei Impfungen ab einem Alter von zwei Monaten im Abstand von jeweils vier bis acht Wochen sowie zur Auffrischimpfung im zweiten Lebensjahr zugelassen, in Österreich auch nach dem 2+1-Schema. Aluminiumgehalt:

0,3 Milligramm. Ab einem Alter von fünf Jahren sollte Tetravac nicht mehr verabreicht werden, da ab dem sechsten Lebensjahr nur noch Impfstoffe mit reduziertem Diphtherietoxoidgehalt zur Anwendung kommen sollen. Hier gab es in der Vergangenheit Fehlanwendungen, wenn ältere Kinder oder Erwachsene damit grundimmunisiert oder aufgefrischt wurden. Inzwischen ist der Impfstoff vom Webauftritt Sanofi Pasteurs verschwunden und scheint nicht durchgängig lieferfähig zu sein.

Der Vierfachimpfstoff TdaP-IPV

Dieser Impfstoff, Repevax (Sanofi Pasteur MSD, zugelassen seit 2002) oder Boostrix Polio (GSK, seit 2004), ist nur für die Auffrischimpfung zugelassen, da der Diphtherie-Anteil zur Grundimmunisierung unzureichend dosiert ist (zwei Einheiten statt 20, ein Zehntel der in den Säuglingsimpfstoffen verwendeten Menge). Ansonsten entsprechen sie den Säuglingsimpfstoffen. Ab dem Alter von drei Jahren ist Repevax zur Grundimmunisierung zugelassen. Aluminiumgehalt: 0,33 Milligramm. Boostrix Polio ist ab dem vollendeten vierten Lebensjahr anwendbar, aber nicht zur Grundimmunisierung vorgesehen. Aluminiumgehalt: 0,5 Milligramm.

Der Dreifachimpfstoff DTaP und TdaP

Unter dem Namen »Infanrix« (ohne die Zusätze Polio oder Hexa) wird in Deutschland ein Impfstoff von GSK (Aluminiumgehalt: 0,5 Milligramm) gegen Diphtherie, Tetanus und Keuchhusten vermarktet. Er ist in Ländern, in denen die Polio-Impfung noch als

Anwendungsalter von Mehrfachimpfstoffen (nach den Fachinformationen und STIKO)

	Name	Inhalt	Frühestens ab	Spätestens bis
6-fach	Infanrix Hexa	DTaP-IPV-HIB-HEP	2 Monaten	3. Geburtstag
	Hexyon	DTaP-IPV-HIB-HEP	6 Wochen	2. Geburtstag
	Vaxelis	DTaP-IPV-HIB-HEP	6 Wochen	15 Monate
5-fach	Infanrix IPV-HIB	DTaP-IPV-HIB	2 Monaten	3. Geburtstag
	Pentavac	DTaP-IPV-HIB-HEP	2 Monaten	5. Geburtstag
4-fach	Boostrix Polio	TdaP-IPV	4. Geburtstag	unbegrenzt
	Repevax	TdaP-IPV	3. Geburtstag	unbegrenzt
3-fach	Infanrix	DTaP	2 Monaten	6. Geburtstag
	Revaxis	Td-IPV	5. Geburtstag	unbegrenzt
	Boostrix, Covaxis	TdaP	4. Geburtstag	unbegrenzt
2-fach	Td-Immun, Td-pur	Td	5. Geburtstag	unbegrenzt
1-fach	IPV-Mérieux	IPV	2 Monaten	unbegrenzt

Schluckimpfung erfolgt, unter verschiedenen Namen im Handel, und nicht zu verwechseln mit dem Dreifachimpfstoff TdaP, der zur Auffrischung gedacht ist und einen reduzierten Diphtherieanteil enthält. Dieser wird unter dem Namen »Boostrix« (GSK) (Aluminiumgehalt: 0,5 Milligramm) oder »Covaxis« (Sanofi) (0,33 mg Aluminiumgehalt) vermarktet.

Der Dreifachimpfstoff Td-IPV

Revaxis (Sanofi Pasteur MSD, zugelassen 1999) ist der Name eines Dreifachimpfstoffs gegen Tetanus, Diphtherie und Polio mit reduzierter Diphtherietoxin-Dosis, der ebenfalls nicht für eine Grundimmunisierung, sondern nur zur Auffrischimpfung zugelassen ist. Der Aluminiumgehalt beträgt 0,35 Milligramm. Dieser Impfstoff wird in impfzurückhaltenden Kreisen entgegen der Zulassung auch zur Grundimmunisierung verwendet, wenn auf eine Keuchhusten-Impfung verzichtet werden soll. Die übrigen Inhaltsstoffe entsprechen den Säuglingsimpfstoffen, sodass inhaltlich nichts dagegenspricht.

Zweifachimpfungen

Hier ist heute nur noch Td im Handel, als Auffrischimpfung gegen Tetanus mit einem reduzierten Diphtherie-Anteil für Erwachsene. Td-pur, frei von Konservierungsmitteln, ist seit 1999 zugelassen und kann auch zu einer nachgeholten Grundimmunisierung verwendet werden. Ein weiterer Handelsname ist Td-Rix, zugelassen seit 1990, Aluminiumgehalt: 0,3 Milligramm. Der für Säuglinge zugelassene DT-Impfstoff ist nicht mehr verfügbar, er enthielt auch noch quecksilberhaltige Konservierungsmittel. Eine Neuentwicklung lohnt sich nicht.

Konfusion der Namen

Ein großes Problem und eine Gefahr in der Medizin ist die Verwendung von Handelsnamen statt Inhaltsstoffen. Während die von den Marketingabteilungen der Pharmaunternehmen kreativ gestalteten Handelsnamen vergänglich sind, häufig wechseln oder identische Inhaltsstoffe unter verschiedenen (und oft noch von Land zu Land unterschiedlichen) Namen vermarktet werden, sind die internationalen Freinamen (INN) und, im Falle von Impfstoffen, die Abkürzungen relativ stabil. Ein Impfstoff sollte immer mit dem Handelsnamen und in Klammern folgend den Wirkstoffen bezeichnet werden. Wer weiß in einigen Jahren noch, was sich hinter klangvollen Fantasienamen wie »Boostrix«, »Priorix« oder »Hexyon« verbirgt? Da Impfbücher lebenslange Begleiter sein sollen, ist hier die Angabe des Inhaltsstoffes besonders wichtig. Oft müssen wir bei unseren Patienten, vor allem bei internationalen Impfdokumenten anderer Länder, erraten oder aus dem nationalen Impfplan erschließen, um welche Impfstoffe es sich gehandelt haben könnte. So wird der Dreifachimpfstoff DTaP zur Grundimmunisierung außer unter dem Namen »Infanrix« (GlaxoSmithKline [GSK]) in den USA auch als »Daptacel« (Sanofi Aventis) und »Tripedia« (Sanofi Pasteur) vermarktet, während der diphtheriereduzierte TdaP-Impfstoff nicht nur unter dem Namen »Boostrix«, sondern auch als »Adacel« auf dem Markt ist.

In Impfbüchern finden sich häufig anzukreuzende Kästchen für die jeweilige Erkrankung, gegen die geimpft wird, und vielfach werden nur Kreuzchen gesetzt. Der Name und die Charge des Impfstoffs gehören aber unbedingt mit hinein, um die Art der Impfung nachvollziehen zu können. Denn für die gleiche Erkrankung kann die Art des Impfstoffes und seine Nachhaltigkeit sehr unterschiedlich sein, etwa bei Pneumokokken, bei denen wir mit einem sehr viel länger wirkenden Konjugatimpfstoff (Prevenar 13), der aber gegen weniger Stämme wirkt, oder mit einem nur kürzer wirkenden konventionellen Impfstoff (Pneumovax 23) impfen können.

Wer nicht täglich mit diesen Fragen zu tun hat, ist hier schnell verwirrt und impft das Falsche. So gingen seit Oktober 2013 bei der Arzneimittelkommission der Deutschen Ärzteschaft vermehrt Meldungen von Fehlanwendungen zu Tetravac (DTaP-IPV) ein, das anstelle von Repevax (dTap-IPV) an Erwachsene oder Kinder über fünf Jahre verabreicht worden ist. Der zehnmal höhere Diphtherieanteil führte zu erheblichen Lokalreaktionen, was die Behörde zu einem Warnbrief (Drug Safety Mail 12/2014) veranlasste. Verwechslungen gibt es auch bei den verschiedenen Meningokokken-Impfstoffen, da die Rubrik im Impfbuch nur das Kästchen »Meningokokken« kennt und nicht nach den verschiedenen Stämmen (C, B, ACWY und so weiter) differenziert.

Der Appell, hier genau zu dokumentieren, kann nicht eindringlich genug sein. Achten Sie auf die Einträge Ihres Arztes und bitten Sie ihn darum – er ist dazu verpflichtet.

Reiseimpfungen und reisemedizinische Beratung

In der Praxis erlebe ich häufig, dass Eltern Impfungen gegenüber sehr kritisch eingestellt sind, nur ganz minimal impfen wollen, sich aber bei einer geplanten Fernreise radikal umentscheiden und in kürzester Zeit einen breitesten Impfschutz für ihr Kind und sich aufbauen wollen – man will ganz auf »Nummer sicher« gehen.

Die erste Frage, die sich Eltern stellen sollten, ist die, ob die (Fern-) Reise überhaupt sein muss und wenn: Sollen oder müssen die Kinder mit? In diese Entscheidungsprozesse werden Kinderärzte nicht eingebunden, und eine fruchtbare Zusammenarbeit mit Reisebüros erschöpft sich spätestens an dem Punkt, an dem die Sinnhaftigkeit der Reise an sich infrage gestellt wird. Wenn wir denn konsultiert werden, kann es sich oft als sinnvoll herausstellen, den Eltern zu einer Fernreise allein zu raten; das Gefühl, durch das Kinderhaben etwas zu versäumen oder verpasst zu haben, ist nämlich nicht selten, und man kann es einem zwei-, dreijährigen Kind sehr wohl zumuten, einmal zwei Wochen von den Eltern getrennt zu sein, wenn es verlässliche und bekannte Bezugspersonen gibt. Zudem ist für ein Kleinkind beispielsweise ein Badeurlaub an der Ostsee meist sinnvoller als irgendein exotisches Ziel.

Vorab: Wichtiger als Impfungen und Erkrankungen sind in der Reisemedizin die Unfälle. Das Thema Sicherheit unterwegs steckt voller altersspezifischer und altersunabhängiger Risiken: vom Kleinkind, das neugierig ist und alles in den Mund steckt, bis zum Jugendlichen, der nach der Devise »No risk, no fun« Urlaub machen will. Vor allem der Straßenverkehr ist vielerorts mörderisch.

Eine Urlaubsreise in die Tropen bringt andere Risiken mit sich als eine berufliche Fernreise. Sehr wichtig und mit einigen Tücken versehen sind Migranten-Heimatbesuche, da die für nötig erachteten Vorsichtsmaßnahmen oft nicht vermittelbar sind und ein »enger Kontakt zur einheimischen Bevölkerung«, ein besonderes Risiko in der Reisemedizin, die Regel ist. Daher ist immer eine individuelle Beratung notwendig. Ein Viertel aller reisebedingten Krankenhausaufenthalte betreffen Kinder, obwohl sie nur vier Prozent aller Reisenden darstellen.

Das Erklären von Reiserisiken ist bei Reiseveranstaltern ebenso unbeliebt wie bei den Eltern und unterbleibt daher häufig. Schwangeren und Kindern unter fünf Jahren ist von Tropenreisen grundsätzlich abzuraten. Die Inanspruchnahme einer reisemedizinisch versierten Beratungsstelle vor der Reiseplanung beziehungsweise Festbuchung ist zwar zu empfehlen, die oft sehr weitreichenden Empfehlungen sollten aber hinterfragt werden. Ohne genaue Kenntnis der Reiseumstände und der Situation vor Ort ist eine verantwortungsvolle Beratung nicht möglich. Die Gefahr besteht auch hier, dass zu viel des Guten gemacht wird und unsinnige Impfungen vorgenommen werden, denn schließlich verdienen die Ärzte am Impfen und nicht am Nichtimpfen – sogar vergleichsweise gut: Eine Reiseimpfberatung und die Reiseimpfung sind keine Leistung der gesetzlichen Krankenkassen, werden privat bezahlt und unterliegen keiner Einschränkung oder Wirtschaftlichkeitsprüfung. Manche Kassen werben mit der Übernahme der Reiseimpfungen im Erstattungsverfahren. In der Praxis ist die Abgrenzung der Kassenleistung für die Standardimpfungen, an die vor Reisen auch zu denken ist, von der eigentlichen Reiseimpfberatung oft schwierig und für die Patienten nicht immer einsichtig.

Neben den auch bei uns üblichen Impfungen gibt es empfohlene, vorgeschriebene und spezielle, unter Umständen bei uns nicht zugelassene Impfungen. Die Routineimpfungen Tetanus, Diphtherie, Keuchhusten, Polio, HIB, Hepatitis B (Sechsfachimpfung), Pneumokokken sowie Masern, Mumps, Röteln und Windpocken sollten unter Berücksichtigung etwaiger Altersbeschränkungen bei Kinderimpfungen erfolgt sein. Besonders der Import von Masern durch Ungeimpfte ist gefürchtet, aber auch Ausbrüche von Windpocken in Flüchtlingslagern haben jüngst von sich reden gemacht.

Gelbfieber

Die einzige im internationalen Reiseverkehr noch vorgeschriebene Impfung ist die gegen Gelbfieber. Sie ist für viele Länder des subsaharischen Afrika sowie des tropischen Südamerika verpflichtend.

In Asien braucht man sie nur bei der Einreise aus den genannten Gebieten. Sie ist gültig, wenn sie zehn Tage vor der Ausreise erfolgt ist, und musste bis vor Kurzem im internationalen Reiseverkehr noch alle zehn Jahre aufgefrischt werden, obwohl bekannt ist, dass der Impfschutz lebenslang anhält. Nach der WHO ist das internationale Zertifikat für eine Gelbfieber-Impfung lebenslang gültig. Dies betrifft bereits ausgestellte und neue Gelbfieber-Impfzertifikate. Laut WHO dürfen Einreisende seit 2016 mit einem Gelbfieber-Impfzertifikat nicht mehr mit der Begründung abgewiesen werden, dass dieses nach zehn Jahren abgelaufen sei – was dennoch gelegentlich passiert.

Die Impfung ist nicht unter einem Jahr zugelassen, obwohl sie nach WHO mit neun, in einigen Ländern schon ab sechs Monaten geimpft werden kann. Die Impfung kann nur von speziell zugelassenen Impfstellen auf einem amtlich zugelassenen Formular (internationales Impfbuch) mit Siegel und Unterschrift dokumentiert vorgenommen werden. Die Gelbfieber-Impfstellen können bei Gesundheitsämtern und auf reisemedizinischen Internetseiten erfragt werden. Früher waren diese Impfstellen nur an Institutionen wie Medizinal-Untersuchungsämtern zugelassen, inzwischen gibt es eine ganze Reihe privater Gelbfieber-Impfstellen, die deutlich flexibler sind, was Öffnungszeiten und Kundenfreundlichkeit angeht, die aber auch größere kommerzielle Interessen an der Verabreichung weiterer Impfstoffe und anderer prophylaktischer Maßnahmen haben. Dadurch ist dieser »Markt«, der inzwischen sogar an manchen Outdoor-Supermärkten zu finden ist, schwer durchschaubar. Bedingt durch den Massentourismus, lassen sich etwa 100 000 Menschen in Deutschland jährlich impfen.

Die Gelbfieber-Impfung ist eine hochwirksame Lebendimpfung, sie führt allerdings bei nicht wenigen Geimpften nach vier bis sechs

Tagen zu einer leichten, grippeähnlichen Erkrankung, die bei älteren Menschen heftiger ausfallen kann. Wie bei anderen Lebendimpfungen verbietet sich eine Impfung Schwangerer. Eine weitere Kontraindikation ist eine Hühnereiweißallergie. Eine ärztliche Bescheinigung, dass eine Gelbfieber-Impfung aus medizinischen Gründen nicht indiziert ist *(exemption certificate)*, wird nicht von allen Ländern anerkannt. Dann muss man halt daheim bleiben oder woandershin fahren.

Meningokokken

Eine weitere Besonderheit im internationalen Reiseverkehr ist die Meningokokken-ACWY-Impfung, die etwa bei Mekkapilgern vorgeschrieben ist. Hierzu bedarf es aber keiner besonderen Qualifikation des impfenden Arztes.

Hepatitis A

Bei den speziellen Reiseimpfungen steht Hepatitis A an erster Stelle. Es handelt sich um eine ansteckende Gelbsucht durch das Hepatitis-A-Virus, die durch unzureichende Hygiene (fäkal-oral) übertragen wird und der umgekehrt durch das Einhalten von hygienischen Standards gut vorgebeugt werden kann. Für Nahrungsmittel gilt die Regel: »Cook it, boil it, peel it – or forget it« (»Koch es, brat es, schäl es – oder vergiss es«).

Hepatitis A tritt deswegen so häufig auf, weil sie in vielen tropischen Ländern, wie früher auch bei uns, sehr verbreitet und die Durchseuchung schon im Kleinkindalter hoch ist. Bei Erwachsenen und vor allem bei vorbestehender Lebererkrankung kritischer, ist sie bei Kindern meist harmlos und unter zwei Jahren fast immer symptomlos, führt aber durch den Import nach der Rückkehr bei uns immer wieder einmal zu kleinen Ausbrüchen. Außerdem nimmt keine Fluglinie der Welt einen Patienten mit Gelbsucht mit – längere Zwangsaufenthalte kommen vor.

Die früher vorgenommenen vorbeugenden Immunglobulingaben werden gar nicht mehr empfohlen. Die Impfung kann einzeln oder, falls noch nicht erfolgt, in der Kombination mit Hepatitis B verabreicht werden. Es gibt einen Doppeldosisimpfstoff, der vor der Abreise einmalig geimpft und später noch einmal ergänzt werden kann.

Die Hepatitis-A-Impfung ist in den USA Bestandteil des allgemeinen Impfplans, daher müssen Austauschschüler, die in den Vereinigten Staaten öffentliche Schulen besuchen, zweimalig gegen Hepatitis A geimpft sein.

Typhus

An weiteren Impfungen wird die gegen Typhus empfohlen, eine schwere bakterielle Darminfektion: für Afrika, Asien, Lateinamerika in Abhängigkeit von der Art zu reisen, insbesondere für Langzeitaufenthalte und Rucksackreisende (»Backpacker«) sowie bei »engem Kontakt zur einheimischen Bevölkerung«. Auch hier sind allgemeine Hygienemaßnahmen die beste, aber nicht immer leicht zu realisierende Vorbeugemaßnahme.

Es gibt einen Schluckimpfstoff mit abgeschwächten Salmonellen, bestehend aus drei Kapseln, die im Abstand von 48 Stunden eingenommen werden sollen. Die Kühlkette muss dabei eingehalten werden. Kinder können diese kaum schlucken, auch gibt es immer wieder Lieferengpässe. Die Schluckimpfung wird relativ gut vertragen und ahmt den natürlichen Infektionsweg nach. Alternativ gibt es einen Spritzimpfstoff aus gereinigtem Kapselpolysaccharid von *Salmonella typhi*, der durch seinen Phenolgehalt ganz übel nach Karbolsäure riecht. Phenol ist eine hochtoxische und mutagene Substanz. Hier ist mit Fieber und Lokalreaktionen bei bis zu zehn Prozent der Geimpften sowie häufig mit Kopfschmerzen und Übelkeit zu rechnen. Die Schutzwirkung beider Impfungen ist relativ schlecht und liegt zwischen einem und zwei Dritteln der Geimpften. Insofern entbindet die Impfung nicht von den allgemeinen Vorsichtsmaßnahmen.

Cholera

Eine Cholera-Impfung ist nur bei humanitären Einsätzen, etwa in Flüchtlingslagern, oder in anderen desolaten Situationen indiziert, wenn sie derzeit auch als Vorbeugemaßnahme gegen Reisediarrhö vermarktet wird. Es ist eine Schluckimpfung, bestehend aus zwei Beuteln, die im Abstand von einer Woche auszutrinken sind.

Tollwut

Die Impfung gegen Tollwut ist höchst wirksam, kommt aber als routinemäßige Vorbeugemaßnahme bei Kindern nur für wenige Länder in Betracht, zum Beispiel das ländliche Indien. Man kann sich auch nach dem Biss eines verdächtigen Tieres (in 99 Prozent sind es Hunde) noch erfolgreich impfen lassen – wenn man daran denkt und die Möglichkeit dazu hat! Denn es kann in entlegenen Gebieten vorkommen, dass kein Impfstoff zur Verfügung steht. Dann ist der Biss eines verdächtigen Tieres ein echter Notfall.

Da für Kinder ein besonders hohes Risiko für Hundebisse besteht und sie dann häufig ins Gesicht gebissen werden, was die Inkubationszeit enorm verkürzt, ist bei Langzeitaufenthalten die Tollwut-Impfung anzuraten, die ihre Schrecken seit der Verwendung moderner, auf menschlichen Zellen gezüchtete Impfstoffe verloren hat.

Japanische Enzephalitis

Die Japanische Enzephalitis, eine virale Gehirnentzündung mit hoher Sterblichkeit und großem Risiko von Restschäden, wird in ländlichen Gebieten Ostasiens durch Stechmücken übertragen, gegen die man sich durch entsprechende Maßnahmen wie lange Kleidung, Insektenschutzmittel und Moskitonetze schützen kann. Wegen der weiten Verbreitung des Dengue-Fiebers und der Malaria sind diese Maßnahmen ohnehin dringend zu empfehlen. Ein recht gut verträglicher Impfstoff steht zwar zur Verfügung, wird aber bei Kindern selten indiziert sein.

Malaria

Als weltweit bedeutendste Infektionskrankheit sei die Malaria aufgeführt, obwohl es keine Impfung gegen Malaria gibt. Es handelt sich um eine von Stechmücken übertragene Parasiteninfektion durch Plasmodien, der fast die Hälfte der Weltbevölkerung ausgesetzt ist. Besonders gefürchtet ist die tropische Malaria. Wegen einer bedrohlichen Resistenzzunahme sowohl gegen Insektizide als auch gegen Malaria-Medikamente wird die Impfstoffentwicklung stark vorangetrieben. Die Schutzwirkung ist noch sehr rudimentär und lässt zudem im Verlauf nach. Die Erwartungen sind zurückgeschraubt: Man hofft nun, dass die Impfung bestenfalls ein weiterer Baustein der Malaria-Bekämpfung werden könnte.

So bleibt die wichtigste Maßnahme der Schutz vor Insektenstichen durch Bedecken des Körpers, Repellents und den Gebrauch von imprägnierten Moskitonetzen sowie die vorbeugende Einnahme von Medikamenten (Chemoprophylaxe). Das ist der Hauptgrund, warum Fachgesellschaften von Tropenreisen bei Kindern unter fünf Jahren abraten. Neugeborene und Säuglinge bis etwa einem halben Lebensjahr lassen sich durch imprägnierte Moskitonetze im Kinderwagen oder Bettchen gut schützen, eine Malaria-Prophylaxe ist dann entbehrlich. Ansonsten gelten die allgemein angegebenen Empfehlungen auch für Kinder, sowohl für die zeitliche Abfolge als auch für die Dauer der Medikation.

Mefloquin (Lariam) ist für Kinder unter fünf Kilogramm Körpergewicht, Atovaquon-Proguanil (Malarone) für Kinder unter elf Kilogramm nicht zugelassen, Doxycyclin ist für Kinder unter acht Jahren ungeeignet. Alle diese Medikamente sind mit Risiken und Nebenwirkungen behaftet, und ein sicherer Schutz ist durch eine medikamentöse Prophylaxe nicht gewährleistet. In einer kleinen Studie habe ich selbst festgestellt, dass es sogar in einer mittleren deutschen Universitätsstadt wie Marburg nicht ohne Weiteres möglich ist, zum Beispiel Mefloquin in einer säuglingsangemessenen Dosierung zu bekommen, obwohl der Hersteller in der Fachinformation auf die Notwendigkeit der Herstellung durch den Apotheker verweist. Dennoch ist es keine gute Alternative, die Apotheken an den Reisezielen zu empfehlen. Denn je nach Land sind die Präparate dort zwar oft erheblich billiger, aber gerade bei Medikamenten bleibt angesichts der verbreiteten Fälschung von Arzneien die Frage offen, ob das drin ist, was draufsteht.

Dengue-Fieber

Während bei den durch Mücken übertragenen Erkrankungen die Malaria weltweit abnimmt, ist bei Dengue-Fieber eine massive Zunahme mit etwa 400 Millionen Infektionen pro Jahr zu verzeichnen, vor allem in Südamerika. Das Dengue-Fieber, das durch vier verschiedene Virusstämme verursacht werden kann, ist im Äquatorialgürtel angesiedelt und breitet sich derzeit durch Urbanisierung und Globalisierung stark aus. Es gibt keine wirksame Behandlung, allerdings sind die allermeisten Verläufe zwar stark beeinträchtigend, aber doch harmlos. Besonders gefürchtet sind gleichzeitige Infektionen mit mehreren Stämmen.

Derzeit wird fieberhaft nach einer Impfung geforscht, ein Dutzend Impfstoffe ist in der Entwicklung, der erste, Dengvaxia, wurde 2018 zugelassen. Aber der Hersteller hatte nach einigen schweren Verläufen selbst vor seinem Impfstoff gewarnt: Für Menschen, die vor der Impfung noch nie Dengue-Fieber hatten, besteht demnach ein erhöhtes Risiko, anschließend an einer besonders schweren Form zu erkranken. So ist der Impfstoff nur noch für Menschen zwischen 9 und 45 Jahren bestimmt, die in der Vergangenheit bereits mit dem Dengue-Virus infiziert waren und in Endemiegebieten leben.

Die Dengue-Fieber übertragende, auch tagaktive asiatische Tigermücke wird durch die globale Erwärmung auch in Europa vermehrt nachgewiesen. Der letzte Dengue-Ausbruch in Europa war 1927/28 in Athen, ein kleinerer auf Madeira 2012/13. Einzelfälle sind auch in Südfrankreich aufgetreten, sodass mit eine Zunahme zu rechnen ist. Prophylaktische Maßnahmen gegen Insektenstiche auch tagsüber schützen vor Dengue-Fieber.

Ebola

Es gab in Afrika 20 Ebola-Ausbrüche in den letzten 40 Jahren. Das virale hämorrhagische Fieber durch die drei Ebola-Spezies hat eine Letalität von 50 bis 90 Prozent, beim letzten Ausbruch 2014/15 in Sierra Leone und Monrovia waren es mindestens 22 500 Erkrankte und über 9000 Todesfälle. Dies hat zur fieberhaften Entwicklung eines Impfstoffes geführt. In kürzester Zeit, innerhalb von vier Monaten, wurde ein Impfstoff weiterentwickelt und an Freiwilligen erprobt. Glücklicherweise wurde der Ausbruch für beendet erklärt. Bislang sind erst sechs Ersterkrankungen außerhalb von Afrika aufgetreten, das Risiko ist sehr gering und scheint kontrollierbar. Aber 2020 kam es erneut zu einem kleineren Ausbruch: Bis zum 2. September 2020 waren in der Provinz Äquator insgesamt 110 Ebola-Fälle mit 47 Todesfällen registriert. Dennoch: Weit mehr Menschen in Afrika starben nicht an, sondern wegen Ebola: weil die ohnehin rudimentären Gesundheitsstrukturen nicht mehr funktionierten oder gemieden wurden. Ein Impfstoff, Ebola Zaire-Impfstoff (rVSVΔG-ZEBOV-GP, lebend), wurde Ende 2019 zugelassen, wird aber derzeit nicht vermarktet.

Reisediarrhö

Impfungen gegen Rotaviren als wichtige Erreger für Durchfall-Erkrankungen besonders für Kinder gibt es nur für junge Säuglinge; und abgesehen davon sind sie unter tropischen Bedingungen eher weniger wirksam als in Industrieländern. Fast jedes zweite Kind bekommt unterwegs Durchfall. Die Erkrankung ist zwar meist selbstbegrenzend, kann aber durch Austrocknung (Dehydratation) gefährlich werden.

Händewaschen ist eine wichtige Vorbeugemaßnahme. Bei Säuglingen sind Prophylaxe und Therapie relativ einfach: weiter stillen. Bei Kleinkindern, die alles in den Mund stecken, ist es schwieriger. Es sollte nur Trinkwasser zur Nahrungszubereitung, auch von Eiswürfeln, benutzt werden; Schnuller, Nuckelflaschen und Spielsachen muss man oft reinigen und trocken halten. Sichtbarer Schmutz sollte erst mit Wasser und Seife abgewaschen werden, alkoholische Desinfektionsmittel wendet man am besten erst nach der mechanischen Reinigung an.

Der Grundpfeiler der Behandlung ist der Flüssigkeitsersatz, die »orale Rehydratation« mit ORS – SRO *(oral rehydratation solution – solution pour réhydratation orale)*. Diese Zucker-Salz-Teelösung, die auch »WHO-Lösung« genannt wird, ist weltweit erhältlich und kann leicht selbst zubereitet werden: ein Esslöffel Zucker und ein gestrichener Teelöffel Salz auf einen Liter Tee oder verdünnten Orangensaft. Gerade bei Erbrechen sollte sie so früh wie möglich löffelchenweise eingesetzt werden. Die Dosierung sollte unter zehn Kilogramm Körpergewicht etwa 60 bis 120 Milliliter pro Durchfall oder Brechen, über zehn Kilogramm 120 bis 240 Milliliter betragen. Eine Nahrungspause wird nicht empfohlen, gestillte Kinder sollten unbedingt weiter gestillt werden: Muttermilch ist die einzige Heilnahrung, die diesen Namen verdient. Aber auch künstliche Babynahrung sollte weiter gegeben werden, ohne verdünnt zu werden. Spezielle Durchfall-Diäten sind nicht mehr empfohlen, Kleinkinder sollen normal weitergefüttert werden, wobei Zucker wegen der osmotischen Diarrhö und fette Speisen wegen des Verzögerns der Magenentleerung ebenfalls gemieden werden sollten.

Die »Salzstangen-Cola-Diät« ist besser als ihr Ruf, da sie gern genommen wird und Cola-Getränke weltweit verfügbar sind. Wegen des zu hohen Zuckergehalts muss die Cola eins zu eins mit Wasser verdünnt werden. Wichtig: Es darf nicht Cola light mit Zuckerersatzstoffen verwendet werden.

Medikamente werden gar nicht mehr empfohlen und können erhebliche Nebenwirkungen haben.

Nicht (mehr) durchgeführte Impfungen

Tuberkulose-Impfung – in Deutschland obsolet

Eine der ältesten, aber auch vielleicht zu Unrecht umstrittensten Impfungen ist die gegen Tuberkulose, eine Lebendimpfung mit abgeschwächten Erregern, *Bacillus Calmette-Guérin* (BCG). Sie wurde früher direkt nach der Geburt vorgenommen, da sich der junge Organismus zu diesem Zeitpunkt noch nicht mit den früher sehr verbreiteten Erregern auseinandergesetzt hat; im späteren Alter konnte sie nur nach einer Vortestung erfolgen. Derzeit ist in Deutschland kein Impfstoff zugelassen, er kann aber über internationale Apotheken eingeführt werden.

Die Impfung wird die Tuberkulose nicht verhindern, höchstens schwerere Verlaufsformen mildern, wie sie überwiegend bei unterernährten und immungeschwächten Kindern auftreten können. Angesichts der weltweiten Verbreitung von Tuberkulose, der zunehmenden Resistenzen der Erreger gegen die gängigen Tuberkulostatika und der schweren Verläufe bei HIV/Aids ist im internationalen Maßstab eine wirkungsvolle Impfung wünschenswert. Untersuchungen in armen Ländern haben eine Schutzwirkung der BCG-Impfung nicht nur gegen Tuberkulose, sondern auch gegen andere Erkrankungen gezeigt und die Überlebenschancen von Kindern allgemein gebessert.

Scharlach

Gäbe es eine Impfung gegen Scharlach, würde man ihr die erheblich abgemilderten Verläufe kindlicher Scharlach-Erkrankungen zuschreiben, die wir in den letzten Jahrzehnten beobachten. Seit vielen Jahren schon treten die gefürchteten Komplikationen wie rheumatisches Fieber, Nieren- und Herzmuskelentzündung sowie Gelenkbeteiligung nicht mehr auf. Selbst eine antibiotische Behandlung wird heute sogar von der Hochschulmedizin kritisch gesehen und nicht mehr vorgenommen, um diese Komplikationen zu verhindern, sondern lediglich, um die Ansteckungsgefahr zu mindern.

Erkrankungen, gegen die man nicht impfen kann

Das *respiratory syncytial virus* (RSV) ist, vor allem im Winter, ein sehr häufiger Erreger von schweren Atemwegsinfektionen bei jungen Säuglingen und kann eine ernste Gefahr für sie darstellen. Eine spezifische Behandlung gibt es nicht, stationäre Überwachung mit Sauerstoffgabe, falls notwendig, ist die einzige Behandlung. Sie gilt als häufigster Verursacher einer nachfolgenden, jahrelang bestehenden bronchialen Übererregbarkeit (bronchiale Hyperreagibilität). Als ein wesentlicher Schutzfaktor ist, wie so oft, das Stillen zu nennen, als Risikofaktor das Rauchen. Besonders sehr unreife Frühgeborene sind durch eine RS-Virusinfektion lebensbedrohlich gefährdet, die Infektion ist ein wichtiger Grund für Krankenhausaufenthalte ehemaliger Frühgeborener. Die Erkrankung kann mit einem Schnelltest gesichert und gegenüber bakteriellen Lungenentzündungen abgegrenzt werden.

Eine Impfung gegen RSV ist nicht auf dem Markt, nachdem Versuche mit einem formalininaktivierten Impfstoff Ende der 1960er-Jahre zu schwereren Krankheitsverläufen und Todesfällen geführt hatten: Es kam durch die Impfung zu einer allergieartigen Überreaktion. So bleibt nur die Möglichkeit einer passiven Immunisierung durch Gabe von Immunglobulinen (die Antikörper werden direkt gespritzt).

Seit 1999 kann RSV-Infektionen mit einem spezifischen Antikörper, Palivizumab, vorgebeugt werden. Dieser muss in der Wintersaison monatlich injiziert werden und wird mit großem Aufwand und Erfolg vermarktet. Fast jede Ausgabe einer kinderärztlichen Fachzeitschrift enthält ganzseitige Anzeigen, die für das Präparat Synagis werben, vermarktet von Abbott. Kein Wunder, denn die Behandlung ist extrem teuer und in der Wirksamkeit umstritten; tödliche Krankheitsverläufe werden ebenso wenig verhindert wie die Notwendigkeit intensivmedizinischer Maßnahmen. Wegen des erheblichen organisatorischen Aufwandes, des mangelhaften Kosten-Nutzen-Effekts und der meiner Meinung nach rücksichtslosen Ausbeutung des Gesundheitswesens durch die Verquickung von Wissenschaft und Pharmaindustrie kann ich von der Anwendung nur abraten.

Weitere häufige Infektionskrankheiten bei Kindern, gegen die nicht geimpft werden kann, sind Ringelröteln (Erreger: Parvo B19-Virus), Dellwarzen (Erreger: ein Virus aus der Familie der Pockenviren), Pfeiffer'sches Drüsenfieber (Erreger: Epstein-Barr-Virus) und viele andere sowie die unzähligen Erreger banaler grippaler Infekte und Durchfall-Erkrankungen.

COVID-19 – die Krankheit, SARS-CoV-2 Virus, der Erreger

Vorhersagen sind schwierig,
besonders wenn sie die Zukunft betreffen.
Karl Valentin

Die Coronavirus-Pandemie begann Ende 2019 in China. Die resultierende Erkrankung, die mit COVID-19 bezeichnet wurde, wird durch das SARS-CoV-2 Virus verursacht. SARS steht für »schweres akutes respiratorisches Syndrom«. Am 25. März 2020 wurde eine »epidemische Lage von nationaler Tragweite« festgestellt, die zu einer Reihe von Gesetzen und Anordnungen führte, die die Freizügigkeit in hohem Maße beeinträchtigte. In der Folgezeit stellte sich ein eklatanter Mangel an Schutzvorrichtungen von Desinfektionsmitteln bis zu Masken und Kitteln heraus. Grenzen wurden geschlossen, Reisewarnungen ausgesprochen und ein Rückholprogramm für Bundesbürger im Ausland aufgelegt. Die Länder verordneten Ausgangs- und Reisebeschränkungen. Am 15. April 2020 wurde eine Tragepflicht für sogenannte Alltagsmasken erlassen. Diese Maßnahmen und der »Lockdown« konnten nicht zum Ziel haben, die Epidemie zu beenden, sondern den Verlauf abzuschwächen, um die Kapazitäten des Gesundheitswesens nicht zu überfordern. Im Herbst 2020 kam es nach einem relativ entspannten Sommer zu einem erneuten starken Anstieg der positiv Getesteten und Todesfälle, auch in Ländern, die zuvor vergleichsweise verschont waren – wie Deutschland. Eine erneute massive Zunahme an Erkrankungszahlen gab es 2022 trotz fast flächendeckender Impfkampagnen durch noch ansteckendere, wiewohl harmlosere Mutationen, die Omikron-Varianten. Restriktionsmaßnahmen halten derzeit noch an und werden demnächst gegebenenfalls wohl zeitweilig noch verschärft.

Die WHO erklärte am 30. Januar 2020 den Notfall internationaler Tragweite und am 11. März 2020 zur Pandemie. Bis September 2022 wurden weltweit 6,5 Millionen der Infektion zugeschriebene Todesfälle und 600 Millionen Erkrankte gezählt. Bis heute ist bei den gezählten Todesfällen unklar, wie viele *mit, wegen* oder *am* SARS-CoV-2 Virus gestorben sind. Drei Viertel der Toten waren älter als 65 Jahre und drei Viertel aller Verstorbenen litten an anderen Erkrankungen.

Das Virus verbreitet sich besonders leicht, wenn Menschen sich nahekommen. Durch Aerosole wird es über die Ausatemluft verbreitet, besonders beim Husten, Niesen, Rufen oder Singen. Die Verbreitung über Oberflächen oder über Hände spielt eine untergeordnete Rolle. Nach einer Inkubationszeit von etwa fünf Tagen (wobei eine Spanne von 1 bis 14 Tagen beschrieben wird) kann der Infizierte an Symptomen wie Abgeschlagenheit, Husten und Fieber erkranken – wie bei einem normalen grippalen Infekt und von diesem nicht zu unterscheiden. Typisch ist ein frühzeitiger Verlust des Geruchssinns. Bereits zwei Tage vor dem Auftreten von Symptomen kann ein Infizierter das Virus weiterverbreiten, und er bleibt bis zu zwei Wochen ansteckend. Bei manchen Patienten kann es zu den Symptomen einer Lungenentzündung mit schwerer Atemnot (SARS) kommen, die auch durch Beatmung und den Einsatz einer künstlichen Lunge nicht immer zu beherrschen ist.

Zur Vorbeugung wird ein ganzes Maßnahmenbündel empfohlen und vielerorts gesetzlich vorgeschrieben: von Händewaschen, Hustenhygiene und Lüften bis hin zu Abstandsregeln und verpflichtenden Gesichtsmasken. Weltweit wurden Reisebeschränkungen, Rückholaktionen von Urlaubern und Geschäftsreisenden, Selbstisolierungs- und andere Quarantänemaßnahmen sowie wiederholt komplette Lockdowns verordnet. Das öffentliche Gesundheitswesen versuchte Infektionsketten nachzuverfolgen, und die Testkapazitäten wurden massiv ausgeweitet. Das Mantra lautet: Testen, Nachverfolgen und Isolieren. Damit wird das öffentliche Gesundheitswesen bis heute beeinträchtigt. Andere wichtige Aufgaben, etwa Schuleingangsuntersuchungen, sind dem zum Opfer gefallen.

Die psychischen und sozialen Belastungen sind beträchtlich, Angststörungen, Phobien und Depressionen haben in erschreckendem Maß zugenommen, vor allem bei Jugendlichen. Denn die leidtragende ist vor allem die junge, heranwachsende Generation. Die Unterbrechung des sozialen und kulturellen Lebens, von Bildung und Ausbildung, die Einschränkungen der Grundrechte sind Einschnitte, die die Zeitrechnung in das Leben vor und nach Corona einteilen wird. Der Mensch entfremdet sich dem Menschen, weil jeder als potenzielle Infektionsquelle anzusehen ist. Soziale Distanzierung wird verordnet, die Mimik ist nicht mehr auszumachen. Feindbilder und Hassszenarien entstehen, die die Gesellschaft spalten. Mit der Freizügigkeit, die wir lange in nie dagewesenem Ausmaß genießen konnten, ist es vorbei. Es droht ein globales Erfassungssystem mit elektronischen und zentral gespeicherten Impf- und Immunitätsausweisen in einer bald vollständig digital kontrollierten Welt.

Die Impfung gegen SARS-CoV-2

Bis heute (September 2022) wird der Öffentlichkeit vermittelt, dass es nur einen Ausweg aus der Corona-Krise gibt: die Impfung. Die zuvor verbreitete Meinung, dass es vor allem darauf ankäme, mehr Beatmungsgeräte zu haben, hat sich ebenso überlebt wie die Vorstellung, man könne der Verbreitung durch mehr Testung und Isolierung Herr werden, eine spontane Durchseuchung zulassen oder der Erkrankung mit Medikamenten begegnen. So warteten alle auf die Impfaktionen, für die viele Milliarden bereitgestellt und schon im Vorfeld Verteilungskämpfe ausgefochten wurden. Einig war man sich, dass sogenannte vulnerable Gruppen und Angehörige von Heil- und Pflegeberufen vorrangig geimpft werden sollen. Bereits im April 2020 prophezeite Bill Gates in einem Interview: Wir werden den zu entwickelnden Impfstoff sieben Milliarden Menschen verabreichen. Alle Menschen auf unserem Planeten sollen geimpft werden können. Die WHO, die EU und Frankreich gründeten im April 2020 mit COVAX (COVID-19 Vaccines Global Access) eine Organisation, die einen weltweit gleichmäßigen und gerechten Zugang zu COVID-19-Impfstoffen gewährleisten wollte. Deutschland steuerte dazu im August 2021 überschüssige 1,3 Millionen Impfdosen des in Deutschland unbeliebten AstraZeneca-Impfstoffs bei.

Die Hoffnungen, die sich an eine Impfung knüpften, haben sich nicht erfüllt. Die derzeitigen Impfstoffe sind, im Unterschied etwa zu einer (Lebend-)Impfung gegen Masern oder Gelbfieber, in ihrer Wirksamkeit und ihrem Schutz gegen Infektion und Weiterverbreitung sehr beschränkt. Hunderte Impfstoffprojekte waren angelaufen. Weltweit wurde fieberhaft versucht, einen Impfstoff gegen das neue Virus zu vermarkten. Durchgesetzt hat sich ein Verfahren, bei dem durch die Einschleusung genetischer Information, mRNA (Boten-RNA) in menschliche Zellen, diese selbst dazu bewegt werden, Virusantigene zu produzieren. Gegen diese soll der Organismus Abwehrmechanismen entwickeln, so die von Pfizer weltweit vermarktete Technik der deutschen Biotech-Firma BioNTech. Andere Ansätze nutzen andere Viren als Vektoren, um mit demselben Ziel die Erbinformation des Virus einzuschleusen. Alle derzeit verfügbaren Impfstoffe richten sich gegen bestimmte Strukturen auf dem Spike-Protein, dem Haupt-Oberflächenprotein des neuen Coronavirus. Weil sich aber herausgestellt hat, dass dieses Spike-Antigen durch ständige Mutationen des Virus nicht ganz oder gar nicht mehr das für die Schutzwirkung relevante Antigen ist, verlieren die Impfstoffe an Wirkung. Dann müssen neue Impfstoffe hergestellt und die alten verworfen werden. Im Sommer 2022 mussten allein in Deutschland fast 4 Millionen Impfstoffdosen vernichtet werden.

Die Notfall-Zulassung der Impfstoffe erfolgte wegen der erklärten Pandemie voreilig und ungeprüfter als üblich. Es musste schnell gehen, zu viel Prestige, Wettbewerb und Geld stand neben nationalen Interessen auf dem Spiel: Bereits seit August 2020 wurde in Russland der Vektorimpfstoff Gam-COVID-Vac (»Sputnik V«) verimpft. Kurz vor Weihnachten 2020 wurde der erste mRNA Impfstoff zugelassen (BNT162b2, Comirnaty© von BioNTech/Pfizer), kurz darauf der Moderna-Vakzine mRNA-1273. Eine chinesische Vakzine von Sinopharm nutzt keine gentechnischen Verfahren, sondern immunisiert durch abgetötete Coronaviren. Bereits vor der offiziellen Zulassung waren in China rund 4,5 Millionen Impfdosen verabreicht worden – an Mitarbeiter des Gesundheitssystems oder Angestellte staatlicher Unternehmen. China ist derzeit das einzige Land, das noch eine »Null COVID-Strategie« verfolgt, unter Preisgabe aller persönlicher Freiheiten.

Es hat sich rasch gezeigt, dass die Impfung uns nicht von der Pandemie befreit hat und nicht verhindern kann, dass sich Menschen infizieren. Die WHO hat jedoch vorsorglich ihre Definition einer Herdenimmunität geändert: Im Juni 2020 hieß es noch: »Herdenimmunität … tritt auf, wenn die Bevölkerung durch eine Impfung oder zuvor durchgemachte Erkrankung immun ist.« Seit November 2020 lautet der Text: »Herdenimmunität … ist ein Impfkonzept, welches besagt, dass die Bevölkerung durch eine Impfung ab einem gewissen Schwellenwert der Durchimpfungsrate geschützt ist. Sie wird erreicht, indem die Bevölkerung vor dem Virus geschützt wird, und nicht, indem man sie dem Virus aussetzt.« Eine Lebendimpfung, die auch die Ausbreitung des Virus verhindern kann, ist nicht in Sicht. So wird derzeit nicht gefragt, ob und wie gut die SARS-CoV-2 Impfstoffe die Infektion allgemein verhindern, sondern lediglich, wie schwer man an COVID-19 erkrankt. Das ist aber im Voraus nicht absehbar. Die ernüchternden Lehren aus der Geschichte der Influenza-Impfung werden auch aus einer Impfung gegen SARS-CoV-2 zu ziehen sein: Es muss immer wieder geimpft werden, und man weiß nicht, ob und wie gut der Impfstoff für die zukünftige Saison passt.

Denn die Hoffnung, dass Geimpfte weniger infektiös sind, kein oder nur sehr wenig Virus ausscheiden und andere nicht so leicht anstecken können, hat sich durch die rasch aufgetretenen Virusvarianten nicht erfüllt. Es wird angenommen, dass auch ein wenig wirksamer Impfstoff zumindest verhindern könnte, dass sehr viele Menschen schwer erkranken oder sterben. Durch die Infektiosität auch Geimpfter und Genesener werden sich die derzeitigen Strategien nicht ändern können: Masken, Abstands- und Hygieneregeln sowie Massentestungen und -impfungen werden uns weiterhin wellenförmig und in unterschiedlichem Ausmaß begleiten, wenn sich unsere Einstellung zu Corona nicht grundsätzlich ändert.

Studien lassen vermuten, dass Antikörper, die nach einer natürlichen Infektion mit SARS-CoV-2 gebildet werden, bei manchen Infizierten schon nach Wochen wieder verschwinden, insbesondere wenn die Infektion symptomarm oder still durchgemacht wird. Inzwischen sind viele Zweit- und Mehrfachinfektionen beschrieben. Nach einer Impfung dürfte die Schutzwirkung noch weniger langlebig sein. Auch hier sind reichlich Mehrfachinfektionen aufgetreten.

Vorbestehende Immunität gegen COVID-19

Anfänglich wurde angenommen, dass die Menschheit keine Immunität gegen das neue Coronavirus habe und ihm deshalb schutzlos ausgeliefert sei. Inzwischen gibt es gesicherte Hinweise auf eine verbreitete Vorimmunität gegen das Virus, gemessen an der T-Zell-Antwort aus den Zeiten vor einer möglichen SARS-CoV-2 Infektion. In mehreren Studien wurde festgestellt, dass bis zur Hälfte der in der Vor-Coronazeit erhobenen Blutproben eine T-Zell-Antwort aufweisen, also eine Vorimmunität besteht. Viele nicht geimpfte Menschen sind trotz reichlicher Kontakte selbst im engsten Familienkreis nicht erkrankt. In Familien, in denen bestätigte COVID-19 Fälle vorkamen, fand sich auch bei asymptomatischen Mitgliedern in 90 Prozent eine T-Zell-Antwort, aber nur bei 60 Prozent Antikörper. Auch diese gehen nach zwei bis drei Monaten zurück. Dagegen waren SARS-CoV-1 reaktive T-Zellen in SARS-Patienten noch 17 Jahre nach einer Infektion nachweisbar.

Das Gedächtnis der Menschheit ist kurz. Ein Rückblick auf die Schweinegrippe zeigt: Nachdem die WHO Ende 2009 diese zu einer globalen Pandemie erklärt hatte, wurde schnell klar, dass kein wesentlicher Unterschied zur normalen Influenza existiert, weil es eben doch eine vorbestehende Immunität in der Bevölkerung gab, vor allem bei älteren Menschen, die sonst für besonders anfällig gehalten werden. Insbesondere bei Coronaviren, die in einem recht hohen Prozentsatz normale Erkältungen verursachen, scheint bei vielen Menschen eine Grundimmunität vorhanden zu sein. Die Konsequenz liegt auf der Hand: Die Grundannahme, dass ein neues Virus auf eine völlig ungeschützte Bevölkerung trifft, ist falsch. Das hat erhebliche Folgen für den Umgang mit der gegenwärtigen Situation. Wir können die Pandemie durch eine solide Herdenimmunität bekämpfen – am besten durch eine natürlich erworbene Immunität. Denn ob es mit einer Impfung gelingt, steht auch dann noch in den Sternen, wenn wir inzwischen bei der vierten Impfung angelangt sind. Bei wem und wo eine natürlich erworbene Immunität vorliegt, ist unvorhersehbar und kann durch Lebensbedingungen, epidemiologische und psychosoziale Faktoren bedingt sein. Dadurch sind örtliche Cluster, Erkrankungshäufungen erklärbar, auch wenn wir heute noch keine befriedigende Erklärung dafür haben.

Die Pandemie der Angst beenden

Das weniger tatsächliche als mehr das wahrgenommene persönliche Risiko für den Einzelnen ist Treiber der Angst. Wie es weitergeht mit den Grundrechten, der individuellen Freiheit, dem Spontanverlauf der Pandemie, den Impfstoffen, den Volkswirtschaften, der psychischen Verfassung des Einzelnen und der Gesellschaften und welche Verwerfungen und Kehrtwendungen auf uns zukommen, ist mit vielen Unsicherheitsfaktoren behaftet und lässt nichts Gutes ahnen. Denn es gibt keine allgemein akzeptierte Definition für das Ende einer Pandemie. Wenn ein großer Anteil der Weltbevölkerung durch natürliche Infektion oder Impfung eine gewisse Immunität besitzt und sich die Zahl der Todesopfer und die Belastung der Gesundheitssysteme reduziert, wie es derzeit der Fall ist, sollten restriktive Maßnahmen beendet und die aufgeblähte öffentliche Aufmerksamkeit sachlich und gezielt relativiert werden. Ein Schwellenwert von 70 Prozent der Weltbevölkerung, die geimpft oder infiziert ist, wurde nach Aussagen des amerikanischen Epidemiologen John Ioannidis wohl schon in der zweiten Jahreshälfte 2021 erreicht.

Damit ist spätestens Anfang 2022 der Übergang zur Endemie erfolgt. Diese wird, wie andere endemische Krankheiten auch, immer mal Infektionsspitzen und jahreszeitliche Schwankungen aufweisen. Die klinische Belastung ist jedoch kaum noch relevant, wie die Zahlen zu den Todesfällen und die Belegung der Intensivstationen zeigen. Ein entsprechendes persönliches Risiko war für die große Mehrheit der Weltbevölkerung bereits Ende 2021 sehr gering. Für strenge restriktive Maßnahmen besteht keine Notwendigkeit mehr. Der Stellenwert von Corona in Nachrichten, sozialen und wissenschaftlichen Medien sollte auf ein vernünftiges Maß eingedämmt werden, Unkenrufe und Panikmache müssen aufhören. Dazu müssen die Gesundheitsbehörden das Ende der Pandemie verkünden. Denn die Folgen der Pandemie und der gegen sie ergriffenen Maßnahmen für die globale Gesundheit, für die Gesellschaft, die Volkswirtschaften und nicht zuletzt für die Demokratie werden noch lange spürbar bleiben. Derzeit sind wir von einem entspannten Umgang mit der Pandemie, die keine mehr ist, noch weit entfernt. Eines scheint sicher: Die Schäden der Anti-Coronamaßnahmen sind global »viel schlimmer als alles, was das Corona-Virus anrichten kann« (John Ioannidis).

Nach wie vor findet das Konzept einer Herdenimmunität durch natürliche »Durchseuchung« nicht überall Anklang, es könne nicht das erklärte Ziel eines öffentlichen Gesundheitswesens sein, so die Meinung der WHO und vieler Epidemiologen. Ein solches Konzept sei eher ein Versagen der Medizin und des öffentlichen Gesundheitswesens denn ein Erfolg. Da setzt man lieber auf Impfungen, die insofern »nachhaltiger« sind, als man wieder und wieder impfen muss.

Impfung von Kindern

Ziel der Impfung von Kindern ist nicht (mehr) die Verhinderung der Weiterverbreitung des Virus oder der in dem Alter sehr seltenen schweren Verläufe und Komplikationen, sondern die Verhinderung von Isolations- und Quarantänephasen. Die STIKO spricht sich explizit dagegen aus, die Teilhabe an Bildung, Kultur und anderen Aktivitäten des sozialen Lebens von einer erfolgten Impfung abhängig zu machen. Sie empfiehlt nach starkem politischen Druck trotzdem eine einmalige Impfung für alle gesunden Kinder von fünf bis elf Jahren, weil sie davon ausgeht, dass eine durchgemachte COVID-19-Infektion nicht sicher ausreicht, um eine spätere Erkrankung zu verhindern. Kinder mit durchgemachter Corona-Infektion sollten deshalb drei Monate später geimpft werden, weil man sich durch eine Kombination von natürlicher Infektion und Impfung, für die der Begriff »hybride Immunität« geprägt wurde, einen Boostereffekt erhofft.

Im Herbst 2022 verkündete die STIKO, dass die Wirksamkeit der COVID-19-Impfstoffe gegen die derzeit vorherrschende Omikron-Variante deutlich abgeschwächt sei. Vor allem bei dreimaliger Impfung schütze sie aber gut vor schweren COVID-19-Verläufen, Hospitalisierungen und Todesfällen. Diese sind unter der Omikron-Variante aber ohnehin viel seltener. Ob eine vierte Impfung den Schutz vor schwerer Erkrankung weiteroptimiert, ist sehr umstritten. Immunologische Risiken wiederholter Booster sind bisher nicht bekannt, allenfalls deren Unwirksamkeit, wenn vorhandene Antikörper das Impfantigen beseitigen, ohne das immunologische Gedächtnis zu stimulieren. Ein angepasster bivalenter Impfstoff von BioNTech/Pfizer und Moderna wurde Anfang September 2022 für Auffrischimpfungen zugelassen. Deutschland soll insgesamt rund zehn Millionen Dosen des BA.1-Impfstoffes von

BioNTech/Pfizer erhalten, der alte Impfstoff wird dann als Sondermüll teuer entsorgt.

Und die Zukunft?

Zukünftiges Impfziel ist nicht mehr der Schutz der Geimpften, sondern die Verhinderung der Weiterverbreitung durch symptomfreie Infizierte, die nur über eine Schleimhautimmunität erfolgt. Die Entwicklung wirksamer nasaler Lebendimpfstoffe gestaltet sich schwierig, weil sie den Schleimbesatz der Schleimhaut überwinden müssen und sie durch Niesen oder Verschlucken vorher eliminiert werden können. Da ist die Gabe einer Spritze in der Anwendung sicherer. Nebenwirkungen nasaler Impfstoffe sind durch die Nähe des Riechhirns möglich. So wie ein Verlust des Geruchssinns und zerebrale Komplikationen bei Corona auftreten können, so sind auch Nebenwirkungen neurologischer Art bei einer Lebendimpfung möglich. Derzeit befinden sich laut WHO neun nasale Coronaimpfstoffe in der klinischen Entwicklung. »Nasenspray-Vakzinen könnten die COVID-Virusvarianten vernichten«, postete die weltweit angesehene populärwissenschaftliche Zeitschrift *Scientific American* im Mai 2020. Aber ob wir diese in Zukunft überhaupt brauchen?

Gegenwärtige Bilanz

In Deutschland hatten bis August 2022 32 Millionen Menschen ein positives Corona-Testergebnis. Von diesen sind 150 000 mit oder an Corona verstorben, etwa sechs Prozent aller Verstorbenen. 76,3 Prozent der Bevölkerung sind zweimal geimpft (Stand Mitte

September 2022). Dazu werden auch Genesene mit einer Impfung nach der Erkrankung gerechnet, sodass diese sich mit den positiv Getesteten überschneiden. Die über 60-Jährigen sind zu 85,8 Prozent dreimal und zu 23,1 Prozent schon viermal geimpft. Daher ist bei über drei Vierteln der Bevölkerung, vor allem aber bei den Älteren, von einem guten Schutz auszugehen. Damit könnten und sollten die Maßnahmen beendet werden – vor allem für die Zukunft unserer Kinder.

Zum Kongress für Kinder- und Jugendmedizin im September 2022 in Düsseldorf hat auch die »Corona Task Force« der Deutschen Gesellschaft für Kinderheilkunde (DGKJ) zu Pragmatismus geraten: Zukünftige Infektionen ließen sich trotz aller Maßnahmen zur Pandemieeindämmung nicht vermeiden und müssen angesichts der gegenwärtigen Situation auch nicht um jeden Preis verhindert werden. Denn das Gefährdungspotenzial durch die Corona-Beschränkungen schätzt das Gremium höher ein als die Krankheitslast durch COVID-19 selbst. Denn diese sei gering: Das Pediatric Inflammatory Multisystem Syndrome (PIMS), eine schwere Entzündungsreaktion des Körpers nach einer Infektion mit dem Coronavirus, wird unter Omikron derzeit nicht beobachtet. Bis Anfang September 2022 gab es trotz sehr geringer Impfquoten bei ca. fünf Millionen infizierten Kindern und Jugendlichen weniger als 30 Todesfälle, meist bei komplexen Vorerkrankungen. Kita- und Schulschließungen sowie anlasslose Testungen lehnt das Gremium ab.

Abwägungen für eine individuelle Impfgestaltung

Die offizielle Meinung der Kinderheilkunde

Zum 21. Kongress für Jugendmedizin wurde am 6. März 2015 in einer Pressemitteilung des Präsidenten des Berufsverbandes der Kinder- und Jugendärzte, Wolfram Hartmann, die Haltung des Verbandes konstatiert: Die UN-Kinderrechtskonvention habe auf einer UN-Sondertagung für Kinder vom 8. bis 10. Mai 2002 in New York klargestellt, dass jedes Kind das Recht auf Impfung gegen verhütbare (impfpräventable) Krankheiten habe und die Routineimpfung von Kindern notwendig sei, um das Recht der Kinder auf Gesundheit zu gewährleisten. Denn Kinder seien uneingeschränkt Träger derjenigen Grundrechte, die allein an die menschliche Existenz anknüpfen, und haben damit unter anderem gemäß Artikel 2 Absatz 2 des Grundgesetzes das Recht auf Leben und körperliche Unversehrtheit, dessen elementarer Bestandteil nach der UN-Kinderrechtskonvention und dem Recht auf Gesundheit im verfassungsrechtlichen Sinne auch Schutzimpfungen seien.

Daraus wird abgeleitet, dass aus Sicht des Berufsverbandes von unterlassener Hilfeleistung, Vernachlässigung elterlicher Fürsorgepflicht und grober Fahrlässigkeit gesprochen werden muss, wenn einem Kind der derzeit mögliche Schutz vor impfpräventablen Erkrankungen vorenthalten wird. Da aber der Berufsverband der Kinder- und Jugendärzte kein wissenschaftliches Gremium ist, wird die Definition des »derzeit möglichen Schutzes« der Impfkommission der Deutschen Akademie für Kinder- und Jugendmedizin und der STIKO überlassen.

Können Kinder und Jugendliche auch gegen den Willen der Eltern geimpft werden?

Das Grundgesetz garantiert den Eltern das weitgehende, von staatlichen Einflüssen ausgenommene Recht, für das Wohl der Kinder zu sorgen. Der Staat hat im Rahmen seines »Wächteramtes« bei der Ausgestaltung dieses Rechtes lediglich eine koordinierende Funktion. Dies führt zur Frage, ob Kinder ein eigenes, ethisch und/oder gesetzlich begründetes Recht auf Schutzimpfungen haben. Ein solches könnte man aus der UN-Kinderrechtskonvention, dem individuellen Recht auf Gesundheit und der Tatsache ableiten, dass Kinder und Jugendliche jeden Alters Träger dieser Grundrechte sind und sie bei der erforderlichen Einsichtsfähigkeit und Reife auch selbst wahrnehmen können.

Regelungen zu Schutzimpfungen im Infektionsschutzgesetz (IfSG) nehmen Gesundheitsämter besonders in die Pflicht, was die Information der Öffentlichkeit betrifft. Nur nach ihren individuellen Bedürfnissen entsprechend aufgeklärte Eltern sind in der Lage, sich bewusst für oder gegen Schutzimpfungen zu entscheiden. Aufgrund ihrer Garantenstellung obliegt aber auch impfenden

Ärzten eine umfassende Hinweispflicht zu den genannten Präventionsmaßnahmen. Nach der derzeitigen epidemiologischen Situation fällt es schwer, Schutzimpfungen als dringliche medizinische Maßnahme zu begründen und bei einer entsprechenden Weigerung durch Eltern oder andere Sorgeberechtigte Ärzten aufzuerlegen, in solchen Fällen Jugendämter oder Familiengerichte einzuschalten, damit diese dann die Einwilligung zur Impfung erteilen. Die Postulierung einer solchen Pflicht wäre einem vertrauensvollen Arzt-Patienten-Verhältnis derart abträglich, dass sie aus ethischen Gründen nicht ernsthaft gefordert werden kann.

Gemäß Paragraf 20 Absatz 6 und 7 IfSG können Impfungen durch Rechtsverordnung angeordnet werden. Diese Möglichkeit gilt unter anderem dann, wenn Kinder Gemeinschaftseinrichtungen besuchen und damit die individuelle Freiheit gegenüber der Sozialbindung von Grundrechten zurücktreten muss.

Ich sehe hier ein ethisches Dilemma: Wir fühlen uns dem Wohle des Kindes, aber, wenigstens was epidemische Erkrankungen angeht, im Interesse einer gewünschten Durchimpfungsrate auch der Bevölkerung gegenüber verpflichtet, zu impfen. Wir können dies nicht ohne Einwilligung der Eltern tun und argumentieren, dass ein ungeimpftes Kind im Vergleich zum Impfrisiko einem viel höheren Risiko ausgesetzt ist. Nun haben Impfungen aber ein Risiko unerwünschter Wirkungen, und sei es auch nur in der Wahrnehmung. So sind entsprechende Diskussionen meist emotional und unversöhnlich, wenn auch im gegenwärtigen Paradigma »unnötig«, weil die offizielle Kinderheilkunde blind dem Dogma folgt, dass Impfen immer nur gut sei. Im Augenblick stehen sich Impfgegnerschaft und »Impfmilitanz« auf der anderen Seite unversöhnlich gegenüber. In der täglichen Praxis setzt häufig ein verbaler Machtkampf ein, in dem mit Bangemacherei versucht wird, Impfkritiker und -gegner zu überzeugen. Wie können wir als Berater und Anwalt eine derart unwürdige Situation vermeiden, bei der oft in Feilscherei ausartet, auf welchen Kompromiss man sich einigen kann?

Diskussion über eine allgemeine Impfpflicht

Nach dem Reichsimpfgesetz von 1874 waren alle Eltern verpflichtet, ihre Kinder im Alter von einem und zwölf Jahren gegen die Pocken impfen zu lassen. In der DDR gab es eine gesetzliche Impfpflicht, die in den 1960er-Jahren ausgeweitet wurde und neben den Pocken auch Tuberkulose, Tetanus, Diphtherie und Kinderlähmung umfasste. In der Bundesrepublik bestand bis 1975 eine Impfpflicht nur gegen Pocken, und auch diese wurde in der Öffentlichkeit schon immer lebhaft diskutiert, weil sie gegen die im Grundgesetz verankerten Persönlichkeitsrechte verstieß. Zurzeit gibt es weder für Deutschland noch für die Schweiz oder Österreich eine Impfpflicht, aber durch die Impfempfehlungen einen starken Impfdruck. In manchen europäischen Ländern besteht eine Impfpflicht, gegen Polio zum Beispiel in Frankreich, Italien und Belgien, gegen Masern in Polen und Ungarn (siehe Tabelle »Internationale Impfempfehlungen im 1. und 2. Lebensjahr« im Kapitel »Impfen im internationalen Kontext«).

Der Nachweis eines vollständigen Impfstatus erscheint vielen, so auch dem Berufsverband der Kinder- und Jugendärzte, die einzig wirksame Maßnahme zum Schutz aller Kinder. Dies hätten andere Länder bereits belegt, auch die DDR sei mit dieser Strategie erfolgreich gewesen. Denn damit wären auch die Kinder geschützt, die aus medizinischen Gründen nicht geimpft werden können. Auch das Personal in den Kindertageseinrichtungen müsse komplett geimpft sein, ebenso Hebammen und alle Vertreter anderer Berufe, die regelmäßig mit Kindern zu tun haben. Der Berufsverband unterstützte daher den Vorschlag des damaligen Bundesgesundheitsministers Daniel Bahr, eine Impfpflicht für Kinder in Erwägung zu ziehen. Die auch 2015 anhaltend hohe Zahl von Masern-Erkrankungen in Deutschland zeige, dass die bisherigen Impfkonzepte nicht genügend wirken. Alle Kinder müssen vor der Aufnahme in eine Kindertageseinrichtung einen altersgemäßen Impfschutz nach den aktuellen Empfehlungen der STIKO nachweisen, sofern keine medizinischen Kontraindikationen vorliegen.

Die gesetzlichen Grundlagen dafür bietet das Infektionsschutzgesetz, das eine Verordnungsermächtigung enthält, bei sehr gefährlichen Viren eine Impfpflicht einzuführen. Diesen Fall könnte man für die Masern konstruieren. Eine allgemeine Impfpflicht daraus abzuleiten geht über die gesetzlichen Grundlagen hinaus.

Beim Präventionsgesetz vom 18. Juni 2015 (Gesetz zur Stärkung der Gesundheitsförderung und der Prävention) setzten sich viele Politiker, sogar drei Bundesminister, dafür ein, dass man vor Aufnahme in eine öffentliche Kindertageseinrichtung den Nachweis erbringen muss, durch Impfungen gegen alle von Mensch zu Mensch übertragbaren und in Deutschland relevanten Erkrankungen ausreichend geschützt zu sein. Diesen sehr weitreichenden und unerfüllbaren Forderungen ist der Gesetzgeber glücklicherweise nicht gefolgt, im Gesetz steht nun: »Bei der Erstaufnahme in eine Kindertageseinrichtung haben die Personensorgeberechtigten gegenüber dieser einen Nachweis darüber zu erbringen, dass vor der Aufnahme eine ärztliche Beratung in Bezug auf den Impfschutz des Kindes erfolgt ist.« Näheres bestimmt das Landesrecht.

Da habe auch ich persönlich Glück; denn einen vollständigen Impfschutz nach STIKO-Empfehlung könnte ich in meiner Praxis gar keinem Kind bescheinigen, weil ich nicht gegen Rotaviren und schon seit 15 Jahren nach dem jetzt erst zugelassenen 2+1-Schema impfe. Da diese auch nach dem zweiten Lebenshalbjahr nicht mehr nachholbar sind, bleiben die Kinder lebenslang nicht STIKO-konform geimpft.

Eine kürzlich publizierte Untersuchung wollte herausfinden, was die Einführung einer teilweisen Impfpflicht für das gesamte Impfprogramm bedeuten würde. Es zeigte sich, dass vor allem Personen mit negativer Einstellung gegenüber dem Impfen durch die Impfpflicht beeinflusst wurden: Deren Impfbereitschaft sank um ganze 39 Prozent im Vergleich zur Gruppe, deren Entscheidung zur Impfung freiwillig war. Die Einführung einer teilweisen Impfpflicht könnte also das Gegenteil des gewünschten Effekts haben. Die Autoren der Studie folgerten, dass eine sinnvolle und gute Impfaufklärung der Bevölkerung effektiver wäre als die Einführung der Impfpflicht. Impfprogramme müssen eben glaubwürdig sein.

Eine Impfpflicht soll Kinder vor Masern schützen – und Erwachsene ebenso

Das Masernschutzgesetz ist, durch die anrollende Corona-Epidemie weitgehend in den Hintergrund gerückt, am 1. März 2020 in Kraft getreten. Es besagt, dass alle Kinder ab dem vollendeten ersten Lebensjahr beim Eintritt in eine Betreuungseinrichtung den Nachweis einer, ab dem dritten Lebensjahr von zwei Impfungen gegen Masern vorweisen müssen. Gleiches gilt für Personen, die in Gemeinschaftseinrichtungen oder medizinischen Einrichtungen tätig sind, wie Erzieher*innen, Lehrer*innen, Tagespflegepersonen und medizinisches Personal, die nach 1970 geboren sind. Auch Asylbewerber und Flüchtlinge müssen den Impfschutz vier Wochen nach Aufnahme in einer Gemeinschaftsunterkunft aufweisen.

Der Nachweis einer Masernimpfung oder einer durchgemachten Erkrankung kann durch die Impfdokumentation oder ein ärztliches Attest erbracht werden. Er muss der Leitung der Einrichtung vorgelegt werden – das gilt nachträglich mit einer Frist bis zum 31. Juli 2021 auch für Kinder, die jetzt bereits in Gemeinschaftseinrichtungen betreut werden.

Eltern, die ihre in Gemeinschaftseinrichtungen betreuten Kinder nicht impfen lassen, werden künftig eine Ordnungswidrigkeit begehen und müssen mit einer Geldbuße in Höhe von bis zu 2500 Euro rechnen. Die Geldbuße kann auch gegen die Leitungen von Kindertagesstätten verhängt werden, die nicht geimpfte Kinder zulassen. Ein Bußgeld kann auch gegen nicht geimpftes Personal in Gemeinschaftseinrichtungen, Gesundheitseinrichtungen und Asylbewerberunterkünften ausgesprochen werden sowie gegen nicht geimpfte Bewohner solcher Unterkünfte.

Nicht geimpfte Kinder können vom Besuch der Gemeinschaftseinrichtung ausgeschlossen werden, und nicht geimpftes Personal darf in Gemeinschafts- oder Gesundheitseinrichtungen keine Tätigkeiten aufnehmen. Das gilt jedoch nicht für Kinder und Jugendliche, die einer gesetzlichen Schulpflicht unterliegen: Hier gilt Schulpflicht vor Impfpflicht. Für die Schul- und Nachmittagsbetreuung allerdings greift die Impfpflicht, weil deren Besuch nicht obligatorisch ist.

Kritik am Masernschutzgesetz

Die der Öffentlichkeit präsentierten Fakten für die Masernschutzgesetzgebung waren die folgenden, durchweg irrigen Argumente, die durchaus als »Fake News« zu bezeichnen sind. Weder gab es in Deutschland in letzter Zeit eine Zunahme von Masernfällen, insbesondere von Todesfällen, noch sind die Durchimpfungsraten gefallen. Die Impfskepsis und Impfkritik hat auch nicht zu eklatant sichtbaren Impfverweigerungen geführt. Es ist auch nicht richtig, dass Krippen- und Kindergartenkinder besonders gefährdet sind.

Die jetzt vor Beginn des dritten Lebensjahrs geforderte zweite Masernimpfung ist keineswegs für den Schutz unerlässlich. Wenn man die Zahlen prüft, die das Robert Koch-Institut regelmäßig veröffentlicht, sieht man keine Häufung von Masernfällen in den letzten Jahren. Durchschnittlich sind es etwa 600 Fälle pro Jahr mit durch Besonderheiten erklärbaren Schwankungen (etwa der Flüchtlingsanstrom 2015). Zum Vergleich: Zur Jahrtausendwende lagen die Zahlenwerte zehnmal höher. Im Jahr 2020 waren besonders niedrige Zahlen zu verzeichnen – und so schnell konnte das Gesetz gar nicht greifen. Allerdings haben im internationalen Maßstab die Masernerkrankungen in vielen, auch europäischen Ländern zugenommen.

Von einer zunehmenden Impfskepsis kann vielleicht überhaupt erst nach den Diskussionen um die Impfpflicht gesprochen werden. Die Bundeszentrale für gesundheitliche Aufklärung BZgA hat noch 2019 verkündet, dass eine signifikante Steigerung des Anteils der Personen, die Impfungen befürwortend gegenüberstehen, zu verzeichnen sei und die Hauptursache fehlender Masernimpfungen Wissensdefizite seien: Zwei Drittel der dazu Befragten gibt an, dass sie niemand auf die Notwendigkeit einer Impfung hingewiesen hat. Das ist deswegen so bemerkenswert, weil Masern heute zunehmend eine Erkrankung Erwachsener sind: Schon 2018 betrafen mehr als die Hälfte aller Masernfälle Erwachsene, 2020 ist der Anteil Erwachsener auf zwei Drittel gestiegen. In diesem Alter wird nicht mehr so häufig an eine »Kinderkrankheit« gedacht, sodass zudem von einer hohen Dunkelziffer ausgegangen werden muss.

Auch ohne ein Masernschutzgesetz lassen bis zur Einschulung seit mehr als zehn Jahren 97 Prozent der Eltern in Deutschland ihre Kinder gegen Masern impfen. Der Anteil derer, die zweimal geimpft sind, liegt bei 93 Prozent, wobei zu erwähnen ist, dass die zweite Impfung erst seit knapp 20 Jahren überhaupt empfohlen wird und häufig erst nach der Einschuluntersuchung erfolgte. Die in Deutschland nicht erfassten Daten der »Durchimpfung« bei Krippen- oder Kindergartenbeginn dürften sich nicht arg unterscheiden, weil in der Regel bis zum zweiten Geburtstag die Impfungen abgeschlossen sind.

Die erste Impfung sollte bei uns nicht zu früh erfolgen: nach den Vorstellungen der WHO in Ländern mit geringem Masernrisiko wie Deutschland mit einem Jahr. Bei einer Masernimpfung im zweiten Lebensjahr kann von einer 95-prozentigen Schutzwirkung ausgegangen werden. Den allermeisten Kindern nützt eine zweite Impfung nichts, sie ist auch keine Auffrischimpfung, sondern eine Ergänzungsimpfung für diejenigen, bei denen die erste Impfung nicht angegangen ist. Das kann verschiedene, meist technische Gründe haben, etwa ein fehlerhaft angewandter Impfstoff wie bei einer nicht eingehaltenen Kühlkette.

Es ist umstritten, ob es sinnvoll ist, die zweite Impfung schon vor dem zweiten Geburtstag vorzunehmen. Die zweite Impfung erfolgt vernünftigerweise später, etwa wie von der Sächsischen Impfkommission auch 2020 noch empfohlen mit vier Jahren, im internationalen Maßstab in vielen Ländern erst nach dem sechsten Geburtstag. Allerdings steht das Masernschutzgesetz dem entgegen. Dabei wird die Rolle der als so elementar wichtigen und gesetzlich durchgesetzten zweiten Masernimpfung stark überschätzt: In Ländern mit einer weit geringeren Durchimpfungsrate für die zweite Masernimpfung, etwa den skandinavischen Ländern, ist die Inzidenz der Masern geringer als hierzulande. Dabei ist Deutschland nicht, wie oft behauptet wird, bezüglich der Masern das Schlusslicht der 30 europäischen Länder: Acht von den neun Ländern, in denen schon zuvor eine Impfpflicht bestand, liegen noch hinter Deutschland.

Dadurch, dass die heutige Elterngeneration keine Masern mehr selbst durchgemacht hat und der »Nestschutz« nach Impfung weit weniger nachhaltig ist, sind Säuglinge besonders gefährdet. Bei einer Infektion im Säuglingsalter kann es sehr selten zu einer schleichenden, fortschreitenden tödlichen Entzündung im Gehirn kommen, der sogenannten subakut sklerosierenden Panenzephalitis (SSPE). Diese ist ebenso selten, wie es Maserntodesfälle in Deutschland überhaupt sind: ein bis zwei Fälle pro Jahr. So tragisch diese sehr seltenen Einzelfälle auch sein mögen, sie dürften kaum häufiger auftreten als die vereinzelten Todesfälle nach einer Masernimpfung.

Dass in Deutschland kein Einzelimpfstoff nur gegen Masern zugelassen ist, war bei Einführung der Impfpflicht natürlich bekannt, wurde aber nicht als Hindernis gesehen. Im Gesetz heißt es ausdrücklich, die Impfpflicht gelte auch dann, »wenn zur Erlangung von Impfschutz gegen Masern ausschließlich Kombinationsimpfstoffe zur Verfügung stehen«.

Einfallstor für andere verpflichtende Impfungen?

Die nun erlassene Impfpflicht ist nur das Einfallstor für andere verpflichtenden Impfungen. Nach der Einschätzung von Juristen könnte eine Impfpflicht aufgrund des um das Masernschutzgesetz erweiterten Infektionsschutzgesetzes problemlos umgesetzt werden. Demnach kann das Bundesgesundheitsministerium mit Zustimmung des Bundesrats anordnen, dass bedrohte Teile der Bevölkerung an Schutzimpfungen oder anderen Maßnahmen der spezifischen Prophylaxe teilzunehmen haben, wenn eine übertragbare Krankheit mit klinisch schweren Verlaufsformen auftritt und mit ihrer epidemischen Verbreitung zu rechnen ist. Das kann dann ganz schnell gehen, steht erst einmal ein Impfstoff zur Verfügung. Die Gesetzesgrundlage ist geschaffen, es muss nur statt »Masern« »COVID-19« oder ein anderer Erreger eingesetzt werden. Noch im Jahr 2021 hat die Bundesregierung Gerüchte um den Beschluss einer allgemeinen Impfpflicht gegen COVID-19 energisch dementiert. Eine Impfpflicht wurde jedoch für Beschäftigte von Kliniken, Pflegeheimen usw. verabschiedet. Bis zum 15. März 2022 musste ein Nachweis über eine vollständige Impfung oder Genesung vorgelegt werden. Die Frage einer Verpflichtung war zunächst, wie auch bei den Masken, nur eine Frage der Verfügbarkeit: Der Sinn des Maskentragens wurde nur so lange infrage gestellt, bis ausreichend Masken zur Verfügung standen. Noch ist aktuell (September 2022)nicht absehbar, ob es bei einer Verschärfung der epidemiologischen Lage nicht doch zu einer allgemeinen Impfpflicht kommen wird.

Impfungen aus Sicht der Homöopathie

Eine grundsätzliche Impfgegnerschaft lässt sich aus der Lehre der Homöopathie nicht ableiten, auch wenn in der öffentlichen Meinung Homöopathie und Impfgegnerschaft gleichgestellt werden. Samuel Hahnemann (1755–1843), der Begründer der Homöopathie, äußerte sich in seinen Werken mehrfach positiv zur durch den englischen Landarzt Edward Jenner (1749–1823) eingeführten Pockenschutzimpfung. Spätere Autoren sahen das anders, auch in Unkenntnis der durch die Impfung bereits weitgehend eingedämmten und unbekannt gewordenen Erkrankung.

Hahnemann schreibt im Grundlagenwerk der Homöopathie, dem *Organon der Heilkunst* (6. Auflage, Paragraf 46), zur »wohltätigen, merkwürdigen« Wirkung der Impfung, dass »seit der allgemeinen Verbreitung der Jennerschen Kuhpockenimpfung, die Menschenpocken nie wieder unter uns weder so epidemisch noch so bösartig erscheinen, wie vor 40–50 Jahren, wo eine davon ergriffene Stadt wenigstens die Hälfte und oft drei Viertel ihrer Kinder durch den jämmerlichsten Pest-Tod, verlor«. In den Anmerkungen zum Paragrafen 46 gibt er eine genauere Erklärung zu seinen Vorstellungen einer homöopathischen Heilung durch Impfung: Die durch Impfung herbeigeführte »Kuhpocke hebt, ihrer großen Ähnlichkeit wegen, die darauf ausbrechende Menschenpocke (homöopathisch) auf«. In der Anmerkung zu Paragraf 56, in dem es um die Heilungswege geht, beschreibt er »die Wohlthat, welche die Menschheit durch Anwendung der Kuhpocken-Einimpfung erfuhr, daß dadurch der Eingeimpfte von aller künftigen Menschenpocken-Ansteckung frei erhalten, und gleichsam schon im voraus von letzterer geheilt ward. So durch die allgemeine Verbreitung ihrer Einimpfung allen Epidemien jener tödlichen, fürchterlichen Menschenpocken dergestalt ein Ende gemacht haben, daß die jetzige Generation gar keine anschauliche Vorstellung von jener ehemaligen scheußlichen Menschenpocken-Pest mehr hat.«

Dies gilt umso mehr in der heutigen Zeit, in der wir mit so manchen durch Impfung verhütbaren Erkrankungen keine Erfahrungen mehr haben – um den Preis, auch nicht zu wissen, ob sie sich in ihren Auswirkungen und Gefahren nicht auch erheblich gewandelt haben.

Der Deutsche Zentralverein homöopathischer Ärzte e.V. hat 2002 eine Stellungnahme zum Thema »Impfen« veröffentlicht (siehe Link im Anhang).

Eine grundsätzliche Impfgegnerschaft der Homöopathie lässt sich weder aus den ursprünglichen Äußerungen Hahnemanns noch aus den Aussagen der homöopathischen Fachgesellschaft ableiten, aber es wird ein kritischer und reflektierter Umgang mit Impfungen als notwendig erachtet. So haben Untersuchungen gezeigt, dass die meisten homöopathischen Ärzte durchaus impfen, aber nicht kritiklos »durchimpfen«. Bei Heilpraktikern ist das schon deswegen anders, weil sie gar nicht impfen dürfen. Genau nachzufragen ist für Eltern und Patienten daher wichtig, weil ihnen oft nicht klar ist, über welche Ausbildung und Kompetenzen Heilpraktiker verfügen.

Das Geschäft mit den Impfungen

Was wissen Ärzte von Impfungen?

Impfberatung und Impfen machen einen großen Teil der kinderärztlichen Sprechstunde aus. Bereits vor der Geburt beschäftigen sich die meisten Fragen, die von den werdenden Eltern speziell an den Kinderarzt gerichtet werden, mit dem Impfen. Aus diesem Grund ist eine fundierte Auseinandersetzung mit dem Thema notwendig. Wie aber kommt der Arzt zu dem Wissen darüber?

Im Medizinstudium wird das Impfen nur recht summarisch gelehrt, einen früher obligatorischen Impfkurs gibt es an den meisten Fakultäten gar nicht mehr, er wurde nach 1970 mit der Abschaffung der Pockenimpfpflicht für überflüssig gehalten. Lediglich an der Universität Regensburg wurde ab 1997 durch den Mikrobiologen Prof. Wolfgang Jilg, der auch Mitglied der Ständigen Impfkommission ist, ein Impfkurs als Pflichtveranstaltung wieder eingeführt – unterstützt von Pharmaunternehmen, die die Impfstoffe liefern, mit denen sich die Studenten im praktischen Teil gegenseitig impfen. Auch wenn andere Universitäten inzwischen nachgezogen haben, kann von einer Impfausbildung im Medizinstudium nicht die Rede sein. Im Krankenhausalltag spielt das Impfen keine große Rolle, oft sind

Impfstoffe auch gar nicht vorhanden. So lernt der angehende Arzt weder während des Studiums noch in der Klinikzeit das Impfen.

Die Landesärztekammern sind der Ansicht, dass es sich bei der Impfleistung um eine Tätigkeit handelt, die im Rahmen der ärztlichen Ausbildung erlernt wird. Damit sind alle approbierten Ärzte grundsätzlich berechtigt, Impfungen durchzuführen.

Impfen – Aufgabe des öffentlichen Gesundheitswesens?

Als ich vor fast 30 Jahren meine Kinderarztpraxis neu eröffnete, war ich aufgrund dieser Ausbildung der Ansicht, dass das Impfen als gesellschaftliche Aufgabe in erster Linie dem öffentlichen Gesundheitsdienst (ÖGD) zukommt. Da ich als individueller Arzt bei freier Arztwahl in erster Linie dem Patienten, also dem Kind, und nicht der Epidemiologie der Gesellschaft verantwortlich bin, wollte ich diesen Akt der willentlichen Körperverletzung denjenigen überlassen, die über die öffentliche Gesundheit zu walten haben.

Ich wurde sehr schnell eines Besseren belehrt: Die Impfsprechstunden waren längst abgeschafft oder nur noch rudimentär vorhanden, moderne Impfstoffe gab es zum Teil überhaupt nicht. So blieb mir gar nichts anderes übrig, als diese Aufgabe selbst wahrzunehmen und in den Vorsorgeplan zu integrieren. Es war nicht besonders schwierig, sich mit der konkreten Ausführung der Empfehlungen der Ständigen Impfkommission zu beschäftigen und die Impfungen nach den damalig gebräuchlichen Schemata vorzunehmen, aber bald dachte ich, dass ich, wenn ich schon impfen muss, dieses gerne in den Rahmen eines weiteren Erkenntnisgewinnes stellen würde, und bewarb mich, als ich danach gefragt wurde, als Prüfarzt für Impfstoff-Zulassungsstudien.

Impfstoff-Zulassungsstudien in privater Hand

Leider gibt es keine öffentlich finanzierten Impfstoff-Zulassungsstudien, sie werden – absurd genug – den Herstellern selbst überlassen. Diese wiederum beauftragen dazu in der Regel Firmen, die diese Forschung durchführen, Auftragsforschungsunternehmen *(CRO, Clinical-Research-Organisation)*, sodass der Sponsor, die Firma, die den Impfstoff herstellt und die Studie finanziert, selbst nicht genannt wird. Dadurch wird der Schein der Objektivität gewahrt, ebenso dadurch, dass ein Professor einer medizinischen Fakultät als Hauptforscher benannt wird und dafür neben einer eigenen Honorierung entsprechende Forschungsgelder erhält, sogenannte Drittmittel. Die Berufung von Hochschullehrern wird heute von einem derartigen »Einwerben von Drittmitteln« abhängig gemacht und gilt als besonderes Qualitätsmerkmal. Da aber die Kliniken und Hochschulambulanzen selbst nicht impfen, werden zusätzlich unabhängige Prüfärzte gebraucht, um neue Impfstoffe, Impfstoffkombinationen und Impfschemata unter Alltagsbedingungen in der Praxis untersuchen zu können.

Studien bessern auch alltägliche Routinen

Der Vorteil dieser prüfärztlichen Tätigkeit war eine strenge und saubere Durchführungspraxis der Impfungen, mit einer exakt kontrollierten Bevorratung, einer genauen Untersuchung der Patienten, einem ausführlichen Aufklärungsgespräch, kurz, einer hochwertigen Qualitätskontrolle, wie sie damals in der tätigen Medizin noch unüblich war. Erst in den letzten Jahren ist ein Qualitätsmanagement in allen Praxen verpflichtend. Die Prüfärzte wurden für diese Tätigkeit von den Sponsoren, entweder direkt vom Pharmaunternehmen oder von dem beauftragten kommerziellen Auftragsforschungsunternehmen (CRO), umfassend und aufwendig betreut und für den damit verbundenen Aufwand gut bezahlt. Regelmäßig fanden zentrale Prüfarzttreffen statt, auf denen fachliche Vorträge und praktische Gesichtspunkte diskutiert wurden, aber auch soziale und kulinarische Aspekte nicht zu kurz kamen. Die Teilnahme war natürlich freiwillig, und auch die Studienteilnehmer konnten jederzeit von der Studie zurücktreten. Dennoch gab es einen gewissen Druck, möglichst viele Patienten in diese Studien einzubeziehen und die Eltern davon zu überzeugen, dass eine Teilnahme sinnvoll sei, wenn sie ohnehin bereit sind, ihr Kind impfen zu lassen.

Ich habe aus diesen Studien viel gelernt, einmal, was die Qualitätssicherung und Dokumentation angeht, zweitens, was die detaillierte Beschäftigung mit der Immunologie, den Impfstoffen, Impfplänen und auch mit den Ergebnissen angeht – aber auch, wie die Strategien der Impffirmen funktionieren. In dieser Zeit wurden die Fünf- und Sechsfachimpfstoffe, die Pneumokokken- und Meningokokken-Impfung eingeführt und deren gleichzeitige Anwendung (Koadministration) untersucht.

Es wird nur das »Mehr«, nicht das »Weniger« untersucht

Ich habe nach ein paar Jahren damit aufgehört, weil ich merkte, dass Impfstoffe und deren Kombinationen von vornherein nur in bestimmten Schemata untersucht werden, die die gegenwärtige Impfstrategie festschreiben. Denn so kann sich der Hersteller auf diese Ergebnisse berufen und die neuen Impfstoffe zur Zulassung einreichen. Einfachere, reduziertere Impfschemata werden gar nicht erst untersucht und sind dann auch formal nicht zugelassen. Ganz konkret war es so, dass die »Grundimmunisierung«, die in der Regel aus zwei Impfungen im Abstand von vier bis sechs Wochen und einer dritten, sogenannten Boosterimpfung nach sechs bis neun Monaten besteht (2+1), auf drei Impfungen plus eine Boosterimpfung erweitert wurde (3+1). Die Begründung war die, dass die frühere Keuchhusten-Impfung, die sogenannte Ganzkeim-Keuchhusten-Impfung, die relativ schlecht immunogen und auch schlecht verträglich war (näheres siehe Abschnitt »Keuchhusten [Pertussis]«), nach diesem Schema bereits eingeführt war. Nun hatte man die Keuchhusten-Impfung in Deutschland während einiger Jahre aus den genannten Gründen nicht empfohlen und dann nach dem üblichen Impfschema (2+1) geimpft. Als ein neuer, der azelluläre Keuchhusten-Impfstoff auf den Markt kam, hat man sich nicht nur auf das 3+1-Schema zurückbesonnen, sondern auch die gleichzeitige Anwendung weiterer Impfungen ausschließlich nach diesem Schema geprüft, mit der Folge, dass jahrzehntelang in Deutschland die Grundimmunisierung nur nach dem 3+1-Schema durchgeführt wurde.

In einer der letzten Studien, an der ich teilnahm, konnte aber schon vor 15 Jahren gezeigt werden, dass ein reduziertes Schema, ein 2+1-Schema, vergleichbare Ergebnisse liefert wie das übliche. Dennoch wurde nach Bekanntwerden dieser Ergebnisse nicht reagiert, indem nun offiziell ein reduziertes Programm empfohlen wurde, sondern nach dem Motto »Mehr desselben« auch in weiteren Studien nur ein 3+1-Schema untersucht. Auch in jüngster Zeit, etwa bei der Meningokokken-B-Impfung, wurde und wird weiterhin so verfahren.

Am Impfen verdienen alle Beteiligten

Warum das so ist, ist leicht zu erraten: Eine Impfung weniger – das ist ein Viertel weniger Verdienst, und den will sich keiner nehmen lassen: weder der Staat, der mit 19 Prozent Mehrwertsteuer mitverdient, noch der Impfstoffhersteller und seine ganze Vertriebskette, aber auch nicht die Ärzte. So wurden Jahr für Jahr etwa 1,2 Millionen Pikser unnötig vorgenommen und mindestens 100 Millionen Euro überflüssigerweise ausgegeben. Um das einfach so hinzunehmen, muss man schon sehr dickfällig sein. Und bis heute hat sich bei der Bekanntgabe des 2+1-Schemas niemand darüber beschwert, dass man dann viele Jahre zu viel geimpft habe.

Prof. Heinz-Josef Schmitt, Mainz, von 1998 bis 2007 Vorsitzender der STIKO, schrieb mir im Juni 2005 auf meine Anfrage an die STIKO, dass bereits »seit einiger Zeit« geprüft werde, ob man nicht mit einer Impfung weniger auskommen könne. Sein Argument war, dass in der Praxis ohnehin weniger als empfohlen geimpft werde und man deshalb die Empfehlung aufrechterhalten müsse, damit nicht noch weniger geimpft würde. Was von dieser Begründung zu halten ist, mag sich jeder selbst ausrechnen. Pikanterweise erhielt ebendieser Prof. Schmitt vom Impfstoffhersteller Sanofi Pasteur einen mit 10 000 Euro dotierten Preis »zur Förderung des Impfgedankens«, verließ die STIKO vorzeitig und wechselte als Leiter Vaccine Europe zum Impfstoffhersteller Novartis Vaccines, nach seinen Worten, um den Impfgedanken besser verwirklichen zu können.

Andere Länder haben schon lange reagiert: In Skandinavien wurde nie anders geimpft, in Österreich wurde das 2+1-Schema 2012, in Frankreich 2013, in der Schweiz 2019 eingeführt. Auch in Deutschland konnte trotz fehlender STIKO-Empfehlung nach dem 2+1-Schema geimpft werden, denn auch die Kommission für Infektionskrankheiten und Impffragen der Akademie der Deutschen Gesellschaft für Kinderheilkunde und Jugendmedizin hat bereits am 30. April 2008 erklärt: »Die Daten zeigen, dass nach heutigen Erkenntnissen eine Immunisierung nach dem 2+1-Schema ähnliche Ergebnisse erzielen könnte wie das bisher in Deutschland praktizierte 3+1-Schema … Die Kommission fordert die STIKO auf zu erwägen, das bisherige 3+1-Schema in das 2+1-Schema zu ändern.«

Geschehen ist das dann zwölf Jahre nach dieser Stellungnahme. Jetzt fällt es dem behandelnden Kinderarzt leichter, einem Kind beim Eintritt in die Gemeinschaftseinrichtung zu bescheinigen, dass es »vollständig nach STIKO geimpft« sei, wenn es nach dem 2+1-Schema geimpft ist.

Um die Frage zu verstehen, warum Impfen auch für Ärzte ein Geschäft ist, sind ein paar erklärende Worte zur ärztlichen Abrechnung notwendig. Alle ärztlichen Leistungen in der Medizin, die das Behandeln von Erkrankungen betreffen, das heißt in der kurativen Medizin, unterliegen einem undurchschaubar komplexen Berechnungssystem, das »Regelleistungsvolumen« genannt wird und »gedeckelt« ist, um die Ausgaben konstant zu halten. Alles Weitere ist dann nur ein Verteilungskampf zwischen den Arztgruppen. Pro Fall erhält ein Arzt durchschnittlich einen Betrag um 35 Euro pro Quartal pro Patient, egal, wie oft dieser kommt. Es ist aber nun nicht so, dass dieser Pauschalbetrag einfach ausbezahlt wird. Der Arzt muss mit fünfstelligen Abrechnungsziffern aus einem Katalog dokumentieren, welche »Leistungen« wann erbracht wurden. Arbeitet er zu viel, wird sein Honorar gekürzt, rechnet er zu wenig ab, erschöpft er sein Regelleistungsvolumen nicht, »verschenkt« sein Geld und drückt für die Gesamtheit der Kollegen den Durchschnitt mit dem Erfolg des Absenkens des Regelleistungsvolumens, ist also »unkollegial«. Ärzte wissen somit nie, wie viel ihre Leistung gerade wert ist, weil sie sich am gesamten Abrechnungsvolumen in einem gedeckelten System orientiert.

Eine Impfung ist, wie auch die Vorsorgeuntersuchung, aber eine vorbeugende Maßnahme, eine Präventionsleistung. Sie wird »extrabudgetär« vergütet, also außerhalb des Regelleistungsvolumens, und vollständig in Eurobeträgen bezahlt. Damit ist sie kalkulierbar und natürlich auch beliebt. Jedes Mal, wenn eine neue Impfung am Horizont erscheint, ist die erste Frage ärztlicher Berufsverbände, wie denn diese neue Impfung vergütet werden soll. Ist das ungeklärt, sinkt die Akzeptanz seitens der Ärzte rapide ab, wie man an der schleppenden Einführung der HPV- oder der Rotavirus-Impfung sehen kann. Gibt es dagegen eine Abrechnungsziffer, wird sie auch möglichst ausgeschöpft. Die Eurobeträge, die für Impfungen ausbezahlt werden, sind abhängig von Vereinbarungen der Kassenärztlichen Vereinigungen der einzelnen Bundesländer mit den Kostenträgern und daher uneinheitlich. Die Sechsfachimpfung wird mit etwa 16,50 Euro recht gut honoriert. Für die Pneumokokken-Impfung gibt es 8,50 Euro, für die Vierfachimpfung MMRV ganze 10,50 Euro. 2+1 statt wie von der STIKO empfohlen 3+1 zu impfen hieß, auf eine Impfung (ein Viertel des Honorars) zu verzichten: für eine Leistung, die keinen weiteren Aufwand mehr bedingt, da die Impfaufklärung schon vorher gelaufen ist. Wer das freiwillig gemacht hat, muss schon sehr überzeugt gewesen sein. Ein Patient, der zum Impfen, vor allem aber regelmäßig zur Grippe-Impfung kommt, wird ja auch andere Maßnahmen machen lassen, die eine kurative Leistung bedingen – es bleibt also nicht nur beim Impfhonorar.

Was du nicht willst, dass man dir tu, das füg auch keinem andern zu

Es ist nicht so, dass ich erst seit dieser enttäuschenden Diskussion zum Skeptiker geworden bin. Die stark wechselnden Empfehlungen, die wiederholten Marktrücknahmen und deren fadenscheinige Begründungen, Lieferengpässe und Monopolisierungen, aber auch die international ganz unterschiedlichen Empfehlungen lassen an apodiktischen Impfempfehlungen zweifeln. Man kann sich natürlich auf den Standpunkt zurückziehen, dass unsere Erkenntnisse von heute die Irrtümer von morgen seien, oder ähnlich wie seinerzeit Konrad Adenauer sagen: »Wat kümmert misch ming Jeschwätz von jestern?« Ich finde es unlauter und ein Verstecken der Eigenverantwortung in der vorherrschenden allgemeinen Meinung. Verantwortlich sind wir persönlich für unser Handeln, und zwar getreu dem kategorischen Imperativ nach Immanuel Kant: »Handle nur nach derjenigen Maxime, durch die du zugleich wollen kannst, dass sie ein allgemeines Gesetz werde.« Dieser persönlichen Verantwortung kann sich keiner entziehen, weder durch Empfehlungen noch durch Leitlinien.

Die derzeit gültige ärztliche Ethik (Prinzipienethik nach Beauchamp und Childress, 1977) benennt folgende vier Prinzipien: Das Wichtigste ist, nicht zu schaden. *»Primum nil nocere«*, sagten die Alten: »In erster Linie keinen Schaden anrichten.« Dieses selbstverständlich erscheinende Prinzip gerät nicht nur bei eingreifenden medizinischen Behandlungen, sondern auch schon beim Impfen in Konflikt mit dem zu erwartenden Nutzen, dem zweiten Prinzip – möglichst Gutes zu tun, Fürsorge, Hilfe zu leisten. Das Handeln des Arztes soll das Wohlergehen des Anvertrauten fördern und Schaden vermeiden. Nutzen und Schaden einer ergriffenen Maßnahme sollen unter Einbeziehung der Wünsche, Ziele und Wertvorstellungen des Patienten vorgenommen werden, was das dritte Prinzip formuliert: den Respekt vor der Autonomie der Person. Der Patient (eigentlich kann man beim Impfling nicht vom Patienten sprechen, dieser Begriff hat sich aber auch für den gesunden Besucher einer Praxis eingebürgert) hat die Entscheidungsfreiheit und das Recht auf Information vor Zustimmung zu einer medizinischen Maßnahme. Da die Eltern für ihr Kind entscheiden, ist diese Frage in der Kinderheilkunde besonders schwierig. Eltern können im Sinne der Autonomie und Selbstbestimmung zwar für sich selbst entscheiden. Können sie es aber auch für ihr Kind? Ist das Kindeswohl – was immer darunter zu verstehen ist – das höhere Rechtsgut, das zur Not auch gegen den elterlichen Willen durchgesetzt werden kann? Der vierte Grundsatz schließlich ist das Prinzip der Gerechtigkeit, das neben der Gleichbehandlung auch die Verteilungsgerechtigkeit impliziert: Begrenzte Mittel zur Finanzierung von Gesundheitsleistungen sollen gerecht verteilt werden – auch international in der Verantwortung für die globale Gesundheit. Im Verlauf werden wir auf diese Prinzipien immer wieder zurückkommen.

Impfstoffe und die Pharmaindustrie

Pharmaindustrie und Impfstoffproduktion sind seit jeher eng verknüpft. Bereits Emil von Behring bekam seit 1892 Geld von den Farbwerken Hoechst für seine Forschungen am Diphtherie-Serum und finanzierte mit dem Nobelpreis für Medizin, den er 1901 erhielt, 1904 das Behringwerk in Marburg. Durch staatliche Aufträge im Ersten Weltkrieg, insbesondere für das Serum gegen Wundstarrkrampf für die Armee, wurden die Behringwerke zu einem bedeutenden Industriebetrieb. So war das Impfen schon immer auch ein Geschäft, wenn auch kein besonders großes. Das hat sich in den letzten Jahren durch die Entwicklung weiterer, sehr teurer Impfstoffe geändert.

Denn eine Besonderheit des Impfstoffmarktes ist die, dass es keinen auslaufenden Patentschutz gibt und damit nach ein paar Jahren eine Preisfreigabe mit der Möglichkeit anderer Anbieter, preiswerte Nachahmerpräparate (sogenannte Generika) auf den Markt zu bringen. So bleiben die exklusive Vermarktung und damit auch die Preisbildung in den Händen derjenigen Firmen, die das Produkt entwickelt haben. Die europäische Arzneimittelbehörde EMA hat dies 2005 ausdrücklich bestätigt, indem sie festlegte (EMA Guideline CHMP 437/04), Impfstoffe seien derart komplexe Medizinprodukte, dass es für sie keine Generika geben könne. So werden die heutigen neueren und die zukünftigen Impfstoffe nach Gutdünken der Hersteller vermarktet werden, je nachdem, was der Markt hergibt.

Konzentration auf dem Pharmamarkt

Diese Produktpolitik wird verschärft durch die zunehmende Monopolisierung im Impfstoffbereich. 2009 kaufte Pfizer den bisherigen Konkurrenten Wyeth, der unter anderem den Pneumokokken-Impfstoff herstellte. Pfizer war dann bis 2012 weltgrößtes Pharmaunternehmen, bevor es von Novartis, entstanden 1996 aus der weltgrößten Firmenfusion der beiden ehemaligen Basler Pharma- und Chemieunternehmen Ciba-Geigy AG und Sandoz, abgelöst wurde. 2015 kam es zu weiteren Übernahmen, indem GlaxoSmithKline im März die Impfstoffsparte von Novartis Vaccines und Pfizer die von Baxter (FSME- und Men-C-Impfstoffe) und RedVax (CMV- und andere experimentelle Impfstoffe) aufkaufte. So konzentriert sich der Markt, und das Ausweichen auf vergleichbare Alternativpräparate anderer Hersteller wird immer schwieriger.

Wie unsere Gesundheitsbehörden dabei der Sicherstellungsverpflichtung nachkommen wollen, ist unklar. Zu Versorgungsengpässen haben sie sich jedenfalls nicht grundsätzlich geäußert: Die Gesellschaft für Virologie warnte bereits im April 2014 vor den immer häufiger auftretenden Lieferengpässen zahlreicher Impfstoffe wie Masern-Mumps-Röteln-Windpocken, Tollwut, Gelbfieber, Typhus und Cholera und führte sie vor allem auf die Verringerung der Zahl der Impfstoffhersteller, die Globalisierung der Impfstoffmärkte, aber auch auf die Rabattvertragspolitik der gesetzlichen Krankenkassen zurück (siehe auch folgender Abschnitt »Zahlen zum Impfmarkt«). Rabattverträge schalten die Wahlfreiheit zwischen unterschiedlichen Impfstoffen aus und leisten so der Monopolisierung Vorschub.

Über eines sind sich die Fachleute einig: Längerfristig ist durch eine weitere Konzentration der weltweit agierenden Impfstoffhersteller eine sehr kritische Monopolbildung zu erwarten – was sich auch auf den Preis niederschlägt.

Zahlen zum Impfmarkt

Im Jahr 2019 wurden rund 36,4 Millionen Impfdosen im Wert von 1,28 Milliarden Euro zulasten der gesetzlichen Krankenversicherung (GKV) abgerechnet: 13,4 Millionen Influenza-Impfstoffe im Wert von 164 Millionen Euro, 7,6 Millionen Kombi-Impfstoffe mit Pertussis (die Grundimmunisierungs- und Auffrischimpfstoffe) wurden am häufigsten verabreicht. Der Pneumokokken-Impfstoff nimmt die dritte Stelle ein (3,5 Millionen Dosen, Umsatz 189 Millionen Euro), gefolgt von FSME mit 4,1 Millionen Dosen und Kosten von 148 Millionen Euro. Masern-Mumps-Röteln mit und ohne Windpocken liegt mit zwei Millionen Dosen an fünfter Stelle (Umsatz 133 Millionen Euro). Der HPV-Impfstoff rangiert nach Influenza und FSME an sechster Stelle der Ausgaben-Hitliste mit 111 Millionen Euro. Überdurchschnittlich legten in den letzten Jahren die Pneumokokken und die antiviralen Impfstoffe gegen HPV, FSME, Hepatitis, Windpocken, Influenza und Rotaviren zu.

Beim Impfen gibt es beträchtliche regionale und saisonale Unterschiede. Höhere Zahlen in den neuen Bundesländern gehen vor allem auf die stärkere Durchimpfung von Influenza zurück. Insgesamt entstanden den Krankenkassen im Jahr 2019 Kosten an Impfleistungen in Höhe von etwa 1,8 Milliarden Euro. In den ersten zwei Quartalen 2020 sind sie um über zehn Prozent angestiegen. Dennoch: Der Ausgabenanteil für Impfstoffe insgesamt entspricht weniger als ein Prozent der Ausgaben der gesetzlichen Krankenversicherungen. Die Herstellerabgabepreise werden von den Anbietern festgelegt. Dabei spielen die Preispolitik des Anbieters, die Zahl und Kapazität der Konkurrenzanbieter sowie die Entwicklungs- und Produktionskosten eine Rolle. Rabatte werden zwischen den Krankenkassenverbänden und den Anbietern ausgehandelt. Ihr Inhalt ist geheim.

Schließlich darf nicht vergessen werden, dass der Staat ja allein über die Mehrwertsteuer mit 19 Prozent an den Umsätzen aus dem Impfstoffgeschäft beteiligt ist. Er verdient auf jeden Fall mehr am Impfen als der impfende Arzt. Daher ist die Hochpreisigkeit von Impfstoffen für den Staat kein wirkliches Thema, wenn er allein 2019 daran 0,25 Milliarden Euro verdient hat.

Wenn ein Impfstoff sehr hochpreisig ist, schlägt die Ethikfalle zu: Wie kann man der Menschheit ein Produkt, das schlimme Krankheiten verhindert, verweigern, nur weil es so teuer ist? Keiner darf an einer durch eine Impfung möglicherweise zu verhütenden Impfung sterben – egal, um welchen Preis. Die Patienten wissen nicht, was Impfstoffe kosten, und es ist ihnen auch egal, weil sie ja genug für ihre Krankenversicherung zu bezahlen glauben, und den Ärzten fällt es nicht schwer, Impfstoffe zu rezeptieren, weil auch sie die Preise in der Regel nicht kennen und für Verordnungen im Rahmen empfohlener Impfungen nicht verantwortlich gemacht werden: Ihr Arzneimittelbudget wird dadurch nicht belastet. So verliert sich jedes Maß an Verhältnismäßigkeit. Würde man Eltern anbieten, 450 Euro in die Gesundheit ihrer Tochter anzulegen, würden sie dafür mit Sicherheit keinen HPV-Impfstoff kaufen.

Das Ergebnis des Nationalen Impfplans

Die 82. Gesundheitsministerkonferenz beschloss im Juni 2009 einstimmig, dass die Länder einen »Nationalen Impfplan« entwickeln sollten, »um die Impfziele der in Deutschland beteiligten Ebenen und Institutionen zu vereinbaren«. Nach mehr als zwei Jahren Erarbeitungszeit wurde dieses Werk im Januar 2012 veröffentlicht. Es ist, auch von der Fachöffentlichkeit wenig wahrgenommen, auf den Internetauftritten der Gesundheitsministerien der Länder zu finden und für jedermann einsehbar. Unter anderem beschreibt der Plan die Problemfelder aus medizinischer und ökonomischer Sicht sehr deutlich und zeigt Folgendes auf:

Welche Impfstoffe überhaupt hergestellt werden, aber auch, welche Impfstoffe nicht mehr vertrieben werden, liegt ausschließlich in der Entscheidung der Pharmaunternehmen. Wirtschaftlich wenig rentable Impfstoffe werden nicht mehr produziert, auch wenn sie gebraucht werden, man denke etwa an den Keuchhusten-Einzelimpfstoff.

Die Zuständigkeit bei der Entwicklung und Markteinführung neuer Impfstoffe ist sehr komplex und in unterschiedlichen Gesetzen vorgeschrieben: Die Überwachung von Qualität, Wirksamkeit und Sicherheit von Impfstoffen bei Entwicklung und Zulassung obliegt dem Paul-Ehrlich-Institut, die Empfehlung zum Einsatz des Impfstoffs bei der STIKO, öffentliche Impfempfehlungen werden von den Bundesländern ausgesprochen, Impfziele werden durch Bund und Länder definiert, die Kosten-Nutzen-Analyse im Gemeinsamen Bundesausschuss (G-BA) diskutiert, und schließlich wird die Vereinbarung mit der Industrie zur Finanzierung durch den Spitzenverband der gesetzlichen Krankenkassen getroffen.

Am Anfang des Verfahrens steht der bereits von der Industrie entwickelte Impfstoff, nicht ein Impfziel. Ein solches Impfziel, also, die Notwendigkeit einer Impfung grundsätzlich zu erarbeiten, sollte aber an erster Stelle stehen, ist jedoch im derzeitigen Vorgehen erst nach der Zulassung vorgesehen. Ist ein Impfstoff erst einmal zugelassen, muss er auch möglichst schnell gewinnbringend vermarktet werden. Das Beispiel der HPV-Impfung macht diese Vorgehensweise deutlich. Es kann nicht verwundern, dass die Strategie »Erst machen wir mal einen Impfstoff, und dann finden wir den Markt dafür« erhebliche Kritikpunkte birgt und das ganze derzeitige Impfwesen höchst unseriös dastehen lässt. Die Gesellschaft ist grundsätzlich an wirksamen Impfstoffen und hohen Impfquoten interessiert, aber nur dann, wenn sie wirklich der Sicherung der Gesundheit der Bevölkerung und der Verminderung einer Krankheitslast dienen und letztendlich auch kosteneffektiv sind. Dazu müssen erst einmal Ziele definiert werden, nicht als Erstes die Lösung für ein Problem, das vielleicht gar keines ist.

Ein im Nationalen Impfplan formulierter Lösungsvorschlag ist ein aus Mitteln der Pharmaindustrie und staatlichen Geldern gebildeter Fonds, der von einer neutralen Instanz verwaltet wird, Impfziele und deren Prioritäten setzt, Studien, Kosten-Nutzen-Analysen und die nötigen Langzeitstudien durchführt. Es könnte damit gelingen, die Durchsetzung fachlicher Interessen im Impfwesen und damit das Vertrauen der Bevölkerung in Impfprogramme zu stärken. Die Forderung nach einer industrieunabhängigen Begleitforschung sowie der Einrichtung eines derartigen Fonds ist richtig und sollte weiterverfolgt werden – bislang gibt es dazu aber noch keinerlei Ansätze. Ein weiteres wichtiges Ergebnis des Nationalen Impfplans ist, dass Impfstoffe in Deutschland viel zu teuer sind. Unverhohlen wird seitens der Hersteller zugegeben, dass die Situation des jeweiligen Marktes, vor allem die zu erwartenden Absatzmöglichkeiten, bei der Preisgestaltung eine Rolle spielt. Die Nationale Lenkungsgruppe Impfen (NaLI) schreibt den Nationalen Impfplan stetig weiter fort. Ergänzend zum Nationalen Impfplan steht der im Jahr 2015 erstellte Nationale Aktionsplan 2015–2020 zur Elimination der Masern und Röteln in Deutschland (NAP) mit sechs dezidierten Zielen, welche nach Jahren und Regionalität gegliedert sind.

Ungute Verflechtungen: STIKO, EMA, WHO und GAVI

Die nationalen und internationalen Organisationen, die für die Impfpläne verantwortlich sind, müssen sich so manche Kritikpunkte gefallen lassen.

Kritik an der STIKO

Die Empfehlungen der STIKO haben erheblichen Einfluss auf die Gesundheitsausgaben und den Umsatz von Impfstoffen. Seit Verabschiedung der Gesundheitsreform am 1. April 2007 müssen die von der STIKO empfohlenen Impfungen nach einer Bestätigung durch den Gemeinsamen Bundesausschuss (G-BA) von den Krankenkassen bezahlt werden. Gesundheitsökonomische Überlegungen spielen keine Rolle. So war auch die Besteuerung von Impfstoffen (siehe Ende des Kapitels »Aspekte der Sicherheit«) niemals Thema der STIKO, denn sie ist kein Gremium mit Aufgaben zu Finanzierungsfragen im Gesundheitswesen. Eine finanzielle Unabhängigkeit der STIKO-Mitglieder von Impfstoffherstellern ist gesetzlich nicht vorgeschrieben. 2009 standen 12 von 16 Mitgliedern der STIKO direkt oder indirekt mit Pharmaunternehmen in Verbindung. Von der Öffentlichkeit blieben diese Vorgänge weitgehend unbemerkt, ein Aufschrei insbesondere der Kinder- und Jugendärzte blieb aus. Erst eine kleine Anfrage zur Arbeitsweise der STIKO an die Bundesregierung (2007) machte diese Verflechtungen deutlich, die unter anderem von *Transparency International* kritisiert worden waren. Inzwischen wird nicht mehr hinter verschlossenen Türen getagt, und die Beschlüsse der STIKO werden im Internet veröffentlicht.

Die STIKO hat 12 bis 18 Mitglieder, die vom Gesundheitsministerium (BMG) und den Landesgesundheitsbehörden alle drei Jahre in dieses persönliche Ehrenamt neu berufen werden. Die Mitglieder sind »Expertinnen und Experten aus unterschiedlichen Disziplinen der Wissenschaft und Forschung, aus dem Bereich des öffentlichen Gesundheitsdienstes und der niedergelassenen Ärzteschaft«. Neben den berufenen Mitgliedern nehmen Vertreter des BMG und der Länder, des Paul-Ehrlich-Instituts (PEI), des Gemeinsamen Bundesausschusses und des RKI ohne Stimmrecht beratend teil. Die Mitglieder sind »nur ihrem Gewissen verantwortlich und zu unparteiischer Erfüllung ihrer Aufgaben verpflichtet«.

Vorsitzender ist seit 2017 Prof. Thomas Mertens, Virologe, seit 2004 STIKO-Mitglied. Sein Vorgänger, Jan Leidel, warb bei seinem Antritt 2014 öffentlich um einen Vertrauensvorschuss, um den seinerzeit angeschlagenen Ruf der STIKO zu retten. Dennoch ist die STIKO bis heute nicht paritätisch besetzt: Zwar ist die Pharmaindustrie über die Mitglieder und deren Tätigkeiten reichlich vertreten, nicht aber die Kostenträger und auch keine Impfkritiker. Wie der amerikanische Kinderarzt Richard Goldbloom treffend feststellte, liegt das Geheimnis des Funktionierens solcher Expertengremien darin, dass die Erzielung einer Übereinkunft naturgemäß leichter ist, wenn die Vertreter anderer Sichtweisen erst gar nicht eingeladen werden. Da STIKO-Mitglieder nicht gewählt, sondern berufen werden, trifft genau das zu. Zur Ehrenrettung der STIKO muss allerdings gesagt werden, dass sich trotz chronischer Unterfinanzierung und dadurch faktischer Unlösbarkeit vieler Fragen Transparenz und Wissenschaftlichkeit gebessert haben.

Kritik an der Europäischen Arzneimittel-Agentur

Die Europäische Arzneimittel-Agentur (EMA), früher in London, seit dem Brexit in Amsterdam, ist seit 1995 eine Behörde der Europäischen Union zur Beurteilung und Überwachung von Arzneimitteln. Sie finanziert sich überwiegend durch die Gebühren der

Zulassung von Arzneimitteln und ist damit in ihrer Existenz davon abhängig. Auch hier wechselte Ende 2010 der damalige Leiter, Thomas Lönngren, der bei der EMA zehn Jahre lang für die Arzneimittelzulassung zuständig war, direkt nach seinem Ausscheiden aus der EMA in eine Beratungsfirma der Pharmaindustrie, für deren Überwachung und Kontrolle er zuvor zuständig war. Fünf internationale Organisationen protestierten seinerzeit in einem offenen Brief an den zuständigen EU-Gesundheitskommissar. Richtig in die Öffentlichkeit gedrungen ist auch diese Verflechtung von Pharmaindustrie und Zulassungsbehörden nicht.

Kritik an der WHO

Die WHO sitzt zwischen den Stühlen Alarmismus, wie bei der Schweinegrippe und aktuell der Corona-Pandemie, und Untätigkeit, etwa bei den jüngsten Ebola-Ausbrüchen. An der zur Pandemie erklärten Schweinegrippe ließ sich seinerzeit für die Pharmaindustrie sehr viel verdienen, bei Ebola war das nicht zu erwarten. Im August 2015 hat eine unabhängige Expertengruppe der WHO schwere Versäumnisse und Verzögerungen für das Krisenmanagement während des Ebola-Ausbruches attestiert und grundlegende Reformen angeraten. Die Organisation sei zurzeit nicht in der Lage, mit internationalen Gesundheitskatastrophen angemessen umzugehen. Das liegt nicht nur an schwerfälligen und unübersichtlichen Strukturen, sondern vor allem an einer chronischen Unterfinanzierung. Die regulären Beiträge der 194 Mitgliedsstaaten decken nur knapp ein Viertel des Budgets, der Großteil sind zweckgebundene freiwillige Mittel. Hier steht die Bill & Melinda Gates Foundation (siehe auch nachfolgender Abschnitt) an zweiter Stelle der Zuwender. So wird die WHO zunehmend abhängig von den Interessen privater Geldgeber. Aufgrund knapper eigener Mittel sieht sich die WHO zur *public-private partnership* wie etwa der GAVI genötigt.

Im Juli 2020 ist die USA aus der WHO ausgetreten, was die Abhängigkeit von anderen Geldgebern noch verstärkt. Der damalige US-Präsident Trump machte der WHO schwere Vorwürfe im Umgang mit der Pandemie: Sie sei verantwortlich für die hohe Anzahl von Toten, weil sie zu spät vor den Gefahren des Coronavirus informiert habe und unter chinesischer Kontrolle stehe: China habe die weltweite Verbreitung des Coronavirus nicht verhindert.

Kritik an der GAVI

Die *Global Alliance for Vaccines and Immunisation* (GAVI) steht von der Ausrichtung her nicht für ein Programm zur Verbesserung der Kindergesundheit, sondern nur für den Aspekt der Impfung als Teilmaßnahme zum Erreichen des Millenniumsziels Nummer vier, der Senkung der Kindersterblichkeit von unter Fünfjährigen um zwei Drittel bis 2015. Zwei wichtige Geberländer, Norwegen und Großbritannien, stehen eher dafür, Gesundheitssysteme zu stärken, während eine andere Fraktion wie die *US Agency for International Development* (USAID) und die Bill & Melinda Gates Foundation genau das Gegenteil anstrebt. Die Gates Foundation speziell setzt gar nicht auf die Stärkung lokaler Gesundheitssysteme. Bill Gates selbst soll gesagt haben, dass er sich vehement gegen Gesundheitssysteme wehrt und es für eine Geldverschwendung hält, in staatliche Gesundheitssysteme armer Länder zu investieren. Andere GAVI-Geldgeber, vor allem die Impffirmen, setzen dagegen auf die Stärkung von Gesundheitssystemen, um einen nachhaltigen Markt für ihre Produkte zu sichern. Insgesamt gesehen vertritt die GAVI wohl eher einen technokratischen als einen humanitären Ansatz.

In der Kritik stehen auch die erweiterten und nationale Impfpläne sehr verteuernden neuen Impfungen wie die Rotavirus- oder die HPV-Impfung. Für Erstere konnte nie der Nachweis erbracht werden, dass sie die Sterblichkeit an Durchfall-Erkrankungen in nennenswerten Umfang senkt, für die zweite, dass die HPV-Impfung nach WHO-Empfehlung nur im Rahmen einer umfassenden Strategie zur Prävention und Kontrolle von Gebärmutterhalskrebs sinnvoll ist. Und diese gibt es in armen Ländern nicht. Insgesamt hat sich damit nach Angaben von »Ärzte ohne Grenzen« der Preis für einen basalen Impfschutz für Kinder von 0,67 Dollar im Jahr 2001 auf 45,59 Dollar im Jahr 2014 auf das 68-Fache vervielfacht.

Im Jahr 2015 war die Bundesrepublik, selbst Geberland seit 2006, unter der Schirmherrschaft der Bundeskanzlerin Angela Merkel Gastgeber der GAVI-Geberkonferenz. Zunächst lagen die Finanzierungszusagen bei vier Millionen Euro pro Jahr, sie wurden seither kontinuierlich erhöht und betrugen 30 Millionen Euro im Jahr 2012. Von verschiedenen Seiten wurde im Vorfeld der damaligen Konferenz gefordert, die deutschen Zusagen auf 100 Millionen Euro zu erhöhen. Als Schirmherrin verkündete Angela Merkel bei ihrer Rede auf der Tagung, die Unterstützung bis 2020 auf 600 Millionen Euro zu steigern. Im Juni 2020 hat die fünfte Finanzierungsrunde 7,8 Milliarden Euro ergeben. GAVI will bis 2025 rund 300 Millionen Kinder in armen Ländern unter anderem gegen Typhus, Polio, Masern impfen. Die Geldgeber drängten darauf, einen Teil der Summe für den Kampf gegen Corona einzusetzen.

Was auf den ersten Blick viel aussieht, entspricht nicht einmal dem, was an Einsparungen durch eine Reduktion der Mehrwertsteuer auf Impfstoffe gewonnen (oder eben auch verloren) werden könnte.

Insgesamt ist die GAVI also eine Allianz ausschließlich zur Förderung von Impfungen, die keine anderen Maßnahmen zur Stärkung der weltweiten Kindergesundheit ergreift. Dieser rein technologische Zugang zur Gesundheitsfragen wird auch als »Gates approach« bezeichnet. Eine »Global Alliance for Child Health and Wellbeing« wäre mir vom Ansatz her lieber.

Die Abhängigkeit von Impfprogrammen

Uns muss klar sein, dass unsere Gesellschaft sich auf unabsehbare Zeit von den entsprechenden Impfprogrammen abhängig macht. Das kann der Einzelne allein nicht beeinflussen, sondern es ist eine gesellschaftliche Grundsatzentscheidung. Bei den Windpocken zum Beispiel, die bei der Mehrheit der europäischen Länder nicht als gefährliche und unbedingt durch ein nationales Impfprogramm zu bekämpfende Erkrankung gilt, wird durch die konsequente zweifache Impfung zwar die Erkrankungshäufigkeit im Kleinkindes- und Schulalter gesenkt, aber die Langzeitfolgen, wie etwa der Schutz der Schwangeren und der Neugeborenen, sind unabsehbar, da die ständige Auseinandersetzung mit den natürlichen Windpocken im Sinne einer »Auffrischung« wegfällt. Dann bleibt nur die konsequente Impfung vor allem älterer Erwachsener mit einem sehr viel stärkeren Impfstoff, der dann gegen den Zoster, die Gürtelrose, als Zweiterkrankung schützen soll. So dreht sich die Mühle immer weiter, in immer neuen Abhängigkeiten.

Nur können wir uns in all unserem Wohlstand nicht darauf verlassen, dass uns Impfungen immer und überall zur Verfügung stehen. Krisen und Kriege auch der jüngsten Zeit zeigen, wie schnell Impfwesen zusammenbrechen und schon tot geglaubte Erkrankungen wieder auftreten können: von den Diphtherie-Ausbrüchen nach dem Zusammenbruch der Sowjetunion bis hin zu den uns drohenden Gefährdungen an Masern oder gar Kinderlähmung durch Flüchtlinge aus Krisenregionen, in denen die Wildinfektionen noch vorkommen.

Impfprogramme können in seltensten Fällen Krankheiten auslöschen. Die Pocken werden zwar immer wieder als positives Beispiel aufgeführt, die Kehrseite ist aber die weiter bestehende oder aus unklaren Quellen geschürte Angst vor bioterroristischer Verwendung von Pockenviren, wie sie etwa 2003 zu einer überstürzten Impfaktion bei amerikanischen Soldaten und entsprechender Bevorratung und Schulung auch deutscher Behörden führte. Der sicherste Schutz wäre die konsequente Weiterführung der Pockenimpfung, dem die dokumentierten Risiken entgegenstehen: Hier wurden für Deutschland erstmals Zahlen in der Größenordnung von 400 Todesfällen bei einer kompletten Durchimpfaktion genannt. Tatsächlich wurden solche Überlegungen angestellt, Impfstoffe beschafft, die Ärzte informiert, Impfszenarien und -schulungen aufgestellt. Jahre danach spricht niemand mehr davon – schon gar nicht von den Kosten.

Die nachfolgende Schweinegrippe-Hysterie hat das Gedächtnis offensichtlich ausgelöscht: Unter dem Eindruck der Bedrohung einer schwersten Seuche globalen Ausmaßes wurden zu einem Zeitpunkt, als bereits deutlich wurde, dass es sich um eine vergleichsweise harmlose Grippewelle handelt, nicht nur überstürzt Impfstoffe produziert und verimpft, sondern von den Gesundheitsbehörden von Ländern und Städten tonnenweise ein erwiesenermaßen unwirksames Oseltamivir (Tamiflu) eingelagert. Auch Privatleute ließen sich von dieser Seuchenphobie anstecken und kauften sich das Medikament für teures Geld. Inzwischen ist gesichert, dass der Patentinhaber die Datenlage zu diesem Medikament nicht offengelegt hat und dass das Medikament weitgehend unwirksam ist. Milliarden Steuergelder mussten als Sondermüll entsorgt werden. Die WHO hat 2017 Oseltamivir von der Liste der »essential drugs« gestrichen.

Die Kinderlähmung sollte schon im Jahr 2000 ausgerottet sein, verheerende hygienische Umstände in sehr armen Ländern wie Pakistan, Indien und Nigeria haben es verhindert. Ein wachsendes Risiko entsteht nicht nur durch die derzeitigen Flüchtlingsströme, sondern auch durch die Weiterverwendung der Schluckimpfung

(OPV), die mit dem Risiko der Impfpolio oder gar Impfkontaktpolio behaftet ist. So wird uns auch die Polio-Impfung erhalten bleiben, unabhängig davon, ob noch Wildinfektionen auftreten oder nicht. Nur muss es nicht im Säuglingsalter sein.

Man kann zwar alle Kinder der Welt gegen Masern impfen, aber Masern werden dadurch nicht eliminiert werden. Es gibt immer wieder Fälle von Masern auch in vollständig geimpften Populationen, deren Herkunft völlig unklar ist. Sie bleiben Einzelfälle, solange eine konsequente Durchimpfung einen Querschnittschutz erhält. So gilt auch hier: Wird erst einmal ein Impfprogramm aufgestellt, muss es immer weiter geführt werden, eine ständige Quelle der Beschäftigung für das Gesundheitswesen und ein sicheres Einkommen der Pharmaindustrie.

Wünschenswert wären sich selbst irgendwann einmal überflüssig machende Impfprogramme, so wie bei Pocken angenommen. Diese sind aber illusorisch, und so kommt es heute und in Zukunft darauf an, eine Immunität zu erwerben und zu erhalten, natürlicherweise oder durch Impfungen. Die natürliche Immunität ist unberechenbar, manchmal riskant, aber wirksamer und preiswerter. Die Impfimmunität ist zwar kalkulierbar und planbar, aber ebenfalls riskant und oft weniger wirksam. Sie bedarf einer ständigen Überwachung und Erhaltung sowie eines hochentwickelten Gesundheitssystems. Im Falle von Krisen und Kriegen ist das Erste, das zusammenbricht, die präventive Medizin, weil dann die Akutmedizin alle zur Verfügung stehenden Mittel bindet. Insofern kann man sich nicht darauf verlassen, dass Impfungen immer und überall zur Verfügung stehen. Selbst zurzeit gibt es bei uns, eigentlich völlig undenkbar, immer wieder Lieferengpässe und Versorgungslücken. So ist immer wieder weder der Sechsfach- noch der Fünffach- oder der Polio-Impfstoff lieferbar, ein Hohn für die ja als ach so wichtig erachteten STIKO-Empfehlungen. Selbst der Masern-Mumps-Röteln-Impfstoff war zeitweilig nicht verfügbar – und nicht etwa in Zeiten vermehrter Nachfrage durch tatsächliche oder gefühlte Masern-Epidemien. Durch die zunehmende Monopolisierung auf dem Impfstoffmarkt sind Konkurrenzprodukte nicht mehr vorhanden, und dadurch ist der wirtschaftliche Druck auf die Hersteller gering.

Wie anfällig das lückenlose Impfwesen im Zeitalter der weltweiten Vernetzung und modernen Logistik auch ohne Krieg und Krisen sein kann, zeigt der Ausbruch des isländischen Vulkans Eyjafjallajökull am 17. April 2010, der den europäischen Flugverkehr lahmlegte: Durch den Vulkanausbruch in Island wurden in Flugzeugen 15 Millionen Polio-Schluckimpfstoff-Dosen für Westafrika blockiert, und es ist bis heute unklar, ob die Kühlkette aufrechterhalten werden konnte.

Aspekte der Sicherheit

Meldung von unerwünschten Arzneimittelwirkungen (UAW) nach Impfungen

Das Melden von unerwünschten Arzneimittelwirkungen (UAW), wie Impfnebenwirkungen im Fachjargon heißen, ist eine der wichtigsten Informationsquellen, um impfstoffbedingte Gefährdungen aufzudecken. Auch der Verdacht sollte zu einer Meldung führen: Es genügen der zeitliche Zusammenhang sowie die Wahrscheinlichkeit, dass keine andere Ursache für das beobachtete Ereignis vorliegt. Bei Mehrfachimpfungen stellt sich die Frage, welche Reaktionen welcher Impfstoff verursacht hat. Dieses Problem sollte nicht zur Unterlassung einer Meldung führen. Besonders wichtig sind Meldungen bei neu eingeführten Impfungen sowie bisher unbekannte, nicht in der Fachinformation aufgeführte UAW. Aber auch die Beobachtung, dass eine schon bekannte Reaktion zunehmend häufiger und schwerer auftritt, ist unbedingt eine Meldung wert – vielleicht ist eine spezielle Impfstoffcharge davon betroffen. Es werden nach einer Schätzung des Paul-Ehrlich-Instituts nur geschätzte fünf Prozent aller UAW gemeldet, der Rest kursiert in Anekdoten, elterlichen oder innerärztlichen Diskussionsrunden und vor allem in Impfgegnerkreisen.

Ärzte sind aufgrund ihrer Berufsordnung zu einer Meldung an die Arzneimittelkommission der deutschen Ärzteschaft (AkdÄ) und an das Gesundheitsamt gesetzlich und standesrechtlich verpflichtet. Die AkdÄ bewertet die Meldungen und gibt sie an die deutschen Bundesoberbehörden (Bundesinstitut für Arzneimittel und Medizinprodukte, BfArM, Paul-Ehrlich-Institut, PEI) weiter und beteiligt sich an europaweiten Datenbanken. Wer meldet aber wirklich? Die meisten Meldungen gehen über die Pharmavertreter, die laut Arzneimittelgesetz ebenfalls dazu verpflichtet sind, von den Herstellern ein.

Was ist der Grund für die indiskutabel schlechte Meldemoral? Fragt man Ärzte danach, werden nach einer im *Deutschen Ärzteblatt* zitierten Untersuchung folgende Gründe in absteigender Häufigkeit genannt: Die unerwünschte Nebenwirkung sei entweder schon bekannt, zu unbedeutend oder der Zusammenhang zu unsicher. Man habe dazu keine Zeit, die Meldewege seien zu bürokratisch, die Meldepflicht nicht bekannt. Außerdem würde eine Meldung ohnehin nichts bewirken und der Aufwand würde nicht vergütet. Auch juristische Gründe werden angeführt, etwa, wenn ein Impfstoff nicht ordnungsgemäß verabreicht wurde. Zu Deutsch: nichts als Ärger mit der Melderei.

Das Erfassungssystem von UAW nach Impfung in Deutschland ist eine passive Überwachung (Surveillance). Es ist nicht so, dass bei

Impfstoffen – außer in den Zulassungsstudien – aktiv nach UAW gefahndet wird. Der Vorteil davon ist die gleichzeitige Überwachung aller Impfstoffe, sodass auch sehr seltene Reaktionen erfasst werden können. Sie ist nicht zeitlich begrenzt, sondern gilt, solange der Impfstoff angewendet wird. Außerdem werden alle Geimpften erfasst, so auch Kinder, die in den klinischen Prüfungen nicht vertreten waren, wie Frühgeborene oder Kinder mit anderen Grunderkrankungen.

Der gravierende Nachteil ist, dass Aussagen zur tatsächlichen Häufigkeit der Nebenwirkungen nicht möglich sind, weil nur so wenig gemeldet wird. Man spricht von Meldemüdigkeit oder *underreporting*. Es liegt aber nicht nur an den Ärzten, es gibt auch seitens der Patienten zahlreiche Gründe, wenn der impfende Arzt keine Kenntnis erhält. Sicher werden schwerwiegende Nebenwirkungen häufiger gemeldet als nicht schwerwiegende und solche bei neuen Impfstoffen häufiger als die bei schon länger auf dem Markt befindlichen Impfstoffen.

Nicht einmal die Zahl der tatsächlich verimpften Dosen ist genau bekannt. Sie können nur aus den nach Herstellerangaben auf den Markt gebrachten Impfstoffdosen oder aufgrund der Angaben der Kostenträger geschätzt werden. So lässt sich die Melderate von Verdachtsfällen von unerwünschten Wirkungen im Hinblick auf die Gesamtzahl der verimpften Impfstoffdosen nur ungefähr aus der Anzahl der Meldungen und der Anzahl der auf den Markt gebrachten Impfstoffdosen abschätzen.

Ganz besonders schwierig ist die Bewertung, ob eine schwere unerwünschte Folge mit der vorangegangenen Impfung in ursächlichem Zusammenhang steht. Dazu müsste die Häufigkeit des spontanen Auftretens desselben Ereignisses (zum Beispiel plötzlicher Kindstod, Diabetes, multiple Sklerose oder Autismus) bei nicht geimpften Kindern herangezogen werden. Ein Spontanerfassungssystem kann dazu keine Vergleichsdaten liefern. Trotz dieser Begrenztheit ist das Meldesystem der Verdachtsfälle von Impfkomplikationen beziehungsweise Nebenwirkungen ein wichtiges Frühwarnsystem im Bereich der Impfstoffsicherheit, und ich kann nur nachdrücklich an Eltern, Patienten, aber auch Kollegen appellieren, zu melden.

Im Impfgespräch werden mir häufig vom Hörensagen schreckliche Geschichten aus Bekanntschaft und Verwandtschaft zugetragen, die schwerwiegende Impffolgen betreffen, und auf mein Nachfragen, inwieweit diese bekannt und gemeldet worden seien, gibt es in der Regel keine Antwort, auch dann nicht, wenn ich explizit um nähere Aufklärung bitte. Viele derartige Anekdoten über schwere Impfschäden geistern herum; oft dürfte es sich um durch die frühere Pockenimpfung verursachte Folgen handeln. Persönlich bekannt sind mir auch Impfpoliofälle aus der Zeit der Schluckimpfung.

Auswertung gemeldeter Impfkomplikationen 2018

Im Jahr 2018 wurden dem Paul-Ehrlich-Institut (PEI) 3570 Verdachtsfälle einer Impfkomplikation gemeldet, davon 718 bei Kindern bis 2 Jahren und 792 bei Kindern von 2 bis 18 Jahren. 30 Prozent wurden als »schwerwiegend« eingeordnet. 21 Meldungen bezogen sich noch nachträglich auf den Schweinegrippenimpfstoff »Pandemrix«, davon berichteten vier Meldungen nicht schwerwiegende und 17 schwerwiegende Verdachtsfälle. Überhaupt bezog sich über ein Viertel aller Meldungen auf zurückliegende Jahre, ein Zeichen dafür, wie schwer sich mit dem Melden getan wird. In der Regel erfolgen fast zwei Drittel der Meldungen durch die Pharmaindustrie, 14 Prozent aller Meldungen erhielt das PEI direkt von den Gesundheitsämtern und lediglich beschämende 20 Prozent von Angehörigen der Gesundheitsberufe. Die Ursache für die »nur geringe Zahl der Meldungen« nach dem IfSG sei »nicht bekannt«.

Es wurden 22 Meldungen mit tödlichem Ausgang gemeldet, bei denen bei teils sehr lückenhafter Datenlage kein endgültiger Kausalzusammenhang zur Impfung festgestellt wurde. Zwei Fälle betrafen Säuglinge, die nach einem beziehungsweise drei Tagen nach Impfung am plötzlichen Kindstod verstarben. Bleibende Schäden wurden in 82 Verdachtsfällen gemeldet, von denen in der Hälfte der Fälle ein Zusammenhang für unwahrscheinlich gehalten wurde. Elf Kinder hatten lokale Reaktionen mit bleibendem Narben nach verschiedensten Impfstoffen, was als konsistent bewertet wurde. Eine Epilepsie bei Kindern im zeitlichen Zusammenhang mit einer Impfung sei inkonsistent, immer mal auftretende Fieberkrämpfe seien aber nicht mit einem erhöhten Risiko einer Epilepsie verknüpft. Insgesamt wurden 11 189 unerwünschte Reaktionen gemeldet, mehr als Verdachtsfälle, weil häufig mehrere unerwünschte Symptome pro Fall berichtet wurden. Am häufigsten wurden Lokal- und Allgemeinreaktionen gemeldet, auch Fieber, Kopfschmerzen und Schmerz in einer Extremität. Auch wenn diese nicht meldewürdig erscheinen, ist es doch wichtig, auch diese weiterhin mitzuteilen, um etwa besondere Reaktionen auf eine bestimmte Charge eines ansonsten bekannten Impfstoffes erfassen zu können.

So kann hier die Botschaft nur lauten: Melden Sie! Das derzeitige *underreporting* ist nicht hinnehmbar. Mangels konsequenter Nachuntersuchung sind spontane Berichte unerlässlich, um frühzeitig neue »Risikosignale« erkennen zu können. Ein Meldeformular ist auf den Internet-Seiten des PEI (siehe Anhang) herunterzuladen.

Die TOKEN-Studie

In einer vom Robert Koch-Institut durchgeführten Untersuchung, der sogenannten TOKEN-Studie, wurden zwischen Juli 2005 und Juli 2008 insgesamt 254 ungeklärte, plötzliche und unerwartete

Todesfälle auf mögliche Zusammenhänge mit vorausgegangenen Sechsfachimpfungen analysiert.

Anlass für die Studie waren unklare Todesfälle bei Kleinkindern, die im Zusammenhang mit der Auffrischimpfung mit einem Sechsfachimpfstoff im zweiten Lebensjahr aufgetreten waren, insbesondere mit Hexavac. Die Studie startete im Sommer 2005. Direkt nach dem Beginn zog der Hersteller Sanofi Pasteur MSD diesen Impfstoff jedoch zurück, nachdem die EMA ein Ruhen der Zulassung angeordnet hatte – angeblich wegen einer zu geringen Immunogenität gegen Hepatitis B. Damit konnte der verdächtige Impfstoff gar nicht mehr untersucht werden.

In die Studie sollten alle Todesfälle in den ersten zwei Lebensjahren aufgenommen werden, die zwischen Juli 2005 und Juli 2008 aufgetreten sind. Von den erfassten 676 Fällen (82 davon im zweiten Lebensjahr) haben die Eltern von 254 verstorbenen Kindern teilgenommen, nur ein gutes Drittel. Vor allem datenschutzrechtliche und persönliche Gründe werden dafür genannt.

Eltern von kurz nach einer Impfung verstorbenen Kindern zeigten insgesamt eine höhere Teilnahmebereitschaft, dagegen war die Teilnahmequote bei Ungeimpften oder bereits vor längerer Zeit Geimpften viel geringer. In einem zweiten, rechtsmedizinischen Studienteil wurden Eltern von sehr jung verstorbenen Kindern (zweiter bis neunter Monat) dann um Studienteilnahme gebeten, wenn sie innerhalb von sieben Tagen vor dem Tod geimpft worden waren. In dieser Gruppe war die Teilnahmebereitschaft mit 80 Prozent mehr als doppelt so hoch wie im Studiendurchschnitt.

Planung und Durchführung der Studie wurden von einem hierzu berufenen international besetzten interdisziplinären wissenschaftlichen Beirat begleitet und vom Bundesministerium für Gesundheit und dem Paul-Ehrlich-Institut inhaltlich und finanziell gefördert. Für die Studie wurden etwas mehr als drei Millionen Euro veranschlagt, die nach Aufforderung durch die EMA überwiegend durch die Firmen Sanofi Pasteur MSD GmbH und GlaxoSmith-Kline Biologicals mit je 1,3 Millionen Euro übernommen wurden.

Die Auswertung der Studie zeigte, dass das Risiko für einen plötzlichen Tod innerhalb einer Woche nach Sechsfachimpfung nicht erhöht war. Im rechtsmedizinischen Studienteil, der allerdings nicht das zweite Lebensjahr umfasste, zeigte sich kein spezifischer Befund. Aber fast alle kurz nach Impfung verstorbenen Kinder hatten bekannte Risikofaktoren: Schlafen in Bauchlage, rauchende Mutter oder Überwärmung. Letztlich konnte die sehr aufwendige Studie wegen der Verzerrung durch eine schlechte Teilnahmequote und die bevorzugte Aufnahme von Kindern, die kurz nach einer Impfung verstorben sind, wichtige Fragen nicht beantworten, insbesondere was der ursprünglichen Fragestellung nach das Risiko im zweiten Lebensjahr nach der Auffrischimpfung betraf. Eine Klärung der Frage, ob sich das Risiko bei Impfstoffen verschiedener Hersteller unterscheidet, war wegen der Marktrücknahme von Hexavac nicht zu klären: Es gab nur noch einen Impfstoff.

Zu fordern, aber derzeit nicht in Sicht sind bundesweite Impfregister und Todesfallregister aller verstorbenen Kinder mit der Möglichkeit, die Daten auf Fallebene zu verbinden. Die Datensammelleidenschaft der Behörden beschränkt sich auf andere Dinge.

Besonders fragwürdig ist neben der Tatsache, dass der verdächtige Impfstoff gar nicht mehr verfügbar war, dass die Studienergebnisse erst 2011 sehr zeitverzögert und erst auf den Druck eines prozessierenden Vaters der Öffentlichkeit zugänglich gemacht wurden. Ich hatte bereits 2005 die STIKO und in berufsinternen Foren wiederholt darauf hingewiesen, dass die einfachste Lösung, Todesfälle im zweiten Lebensjahr nach der vierten Sechsfachimpfung zu verhindern, die ist, auf eine vierte Impfung ganz zu verzichten und nach dem 2+1-Schema zu impfen. Im Übrigen hat sich der damalige Hersteller, Pasteur-Mérieux, aus der Pflicht verabschiedet, die Verantwortung für entsprechende Nachuntersuchungen nach dem Hepatitis-B-Schutz oder gar Nachimpfungen zu übernehmen; das jetzige Unternehmen Sanofi-Pasteur sieht sich nicht als Rechtsnachfolger. So kann man es auch machen.

Verdacht auf Impfschaden – wie ist dieser nachweispflichtig?

Grundsätzlich sagt der Staat im Falle einer gesundheitlichen Schädigung durch eine öffentlich empfohlene Impfung eine Entschädigung zu. Da es derzeit typische und anerkannte Impfschadensfälle wie etwa früher die Impfpolio oder die Abszesse nach Tuberkulose-Impfung nicht mehr gibt, sind eine Klage und die Beweisführung immer eine höchst individuelle Angelegenheit. Die Anerkennung eines Impfschadens mit entsprechender materieller Unterstützung ist stets eine extrem langwierige und nervenzehrende Sache. Selbst wenn ein Sozialgericht einen Impfschaden anerkennt, legt die nächste Instanz Berufung ein, und so muss die Klage in aller Regel durch mehrere Gerichtsinstanzen gehen. Da stimmt es nicht mit der Wirklichkeit überein, wenn behauptet wird, dass im Falle der sehr seltenen Impfschäden rasch und unbürokratisch eine Impfschadensrente gewährt wird. Diesen Marsch durch die Institutionen wollen Eltern mit einem kranken oder behinderten Kind in der Regel nicht gehen, und sie können ihn auch, wenn sie nicht rechtsschutzversichert sind, gar nicht finanzieren. Dies erklärt die große Diskrepanz zwischen gemeldeten Impfschäden und eingereichten Versorgungsanträgen. So klaffen auch hier Anspruch und Wirklichkeit weit auseinander.

Wenn es um einen möglichen Impfschaden geht, genügt es, dass die Impfung Auslöser im Sinne einer Mitverursachung in einem ganzen Bündel möglicher Ursachen ist. Sie muss aus juristischer Sicht nicht als alleinige Ursache bewiesen werden, was in dem komplexen Gebilde eines Menschen mit allem, was ihm täglich zustößt, gar nicht möglich ist: Das Leben an sich ist »multifaktoriell«. Eine Impfung ist ein willentlicher, kalkulierter und in seinen Folgen nicht völlig erforschter Eingriff in das Immunsystem eines Menschen, der im Einzelfall gravierende Folgen haben kann. Wenn diese im engen zeitlichen Zusammenhang mit der Impfung auftreten und andere Ursachen nicht nachzuweisen sind, handelt es sich aus juristischer Sicht um einen Impfschaden. Der wissenschaftliche Nachweis eines Impfschadens kann fast nie erbracht werden. Aus dem zeitlichen Zusammenhang und dem sorgfältigen Ausschluss anderer Ursachen für die letztendliche gesundheitliche Beeinträchtigung wird ein Impfschaden angenommen.

Vergleicht man die Zahlen der gemeldeten Impfkomplikationen mit denen der Entschädigungsanträge, wird deutlich, dass nur wenige Betroffene einen Entschädigungsantrag stellen. Wenn bei einer öffentlich empfohlenen Impfung ein vermeintlicher Impfschaden auftritt, gilt in trockenem Amtsdeutsch der Amtsermittlungsgrundsatz/Untersuchungsgrundsatz nach Paragraf 20 SGB X. Die Behörden müssen den Sachverhalt von Amts wegen feststellen. Das Ausmaß der Ermittlungen steht im pflichtgemäßen Ermessen der Behörde selbst, wobei diese nur insoweit anzustellen sind, als sie für die Entscheidung über eine Leistungserbringung von Bedeutung sind. Alles andere interessiert die Behörde nicht. Die Kosten der Ermittlung des Sachverhalts, wie etwa die einer notwendigen ärztlichen Begutachtung, trägt dabei die Behörde; die Mitwirkungspflicht des Antragstellers, wie ärztliche und psychologische Untersuchungen, Heilbehandlungen, berufsfördernde Maßnahmen ergeben sich aus den Paragrafen 60 bis 65 SGB I.

Nach Paragraf 60 IfSG erhält derjenige auf Antrag Versorgung in entsprechender Anwendung der Vorschriften des Bundesversorgungsgesetzes (BVG), der durch eine Schutzimpfung einen gesundheitlichen Schaden erlitten hat, welcher zu bleibenden gesundheitlichen Folgen führte. Für die Anerkennung einer Gesundheitsstörung als Folge eines Impfschadens ist es erforderlich, dass der ursächliche Zusammenhang zwischen einem Impfschaden und der geltend gemachten Erkrankung nach medizinisch-wissenschaftlichen Erkenntnissen wahrscheinlich ist.

Die Anerkennung von Impfschäden ist Ländersache und führt zu sehr unterschiedlichen Anerkennungsraten. Während in Bremen und Mecklenburg-Vorpommern die Anerkennungsrate in den Jahren 2005 bis 2009 bei null Prozent lag, wurden in Bayern und Rheinland-Pfalz fast 30 Prozent der Anträge anerkannt. Die Anzahl der in Deutschland gestellten Anträge lag in diesem Zeitraum jährlich bei etwa 200, die der Anerkennungen von Impfschäden bei 34. Sowohl Antragsstellungen als auch Anerkennungen haben in diesem Zeitraum tendenziell eher zugenommen. An der Spitze der Auslöser anerkannter Impfschäden lag der FSME-Impfstoff, gefolgt von Influenza-Impfstoffen und den Säuglings-Kombinationsimpfstoffen.

Adjuvanzien: Das »schmutzige Geheimnis« der Impfung

Wenn ein Antigen injiziert wird, wird es vom Immunsystem an der Injektionsstelle nicht unbedingt erkannt, sodass Zusatzstoffe, sogenannte Adjuvanzien (Wirkungsverstärker), hinzugefügt werden müssen, um die Immunantwort zu verstärken. Wie diese eigentlich funktionieren, ist ein kleines Geheimnis, das erst in den letzten Jahren und noch unvollständig gelüftet worden ist. Ursprünglich hatte man früher festgestellt, dass bakteriell oder durch andere Rückstände verunreinigte Impfstoffe wesentlich besser wirken als hochgereinigte Antigene, und deshalb Wirkungsverstärker wie das sogenannte Freund-Adjuvans verwendet, das Paraffinöl und abgetötete Mikroorganismen enthält. Dieser starke und unspezifische Verstärker ist heute in der Humanmedizin nicht mehr gängig und findet nur noch in der Veterinärmedizin Verwendung. Die Wirkmechanismen der gebräuchlichsten derzeit verwendeten älteren Adjuvanzien, die Aluminiumsalze, werden erst heute einigermaßen erforscht.

In Frankreich war in verschiedenen Totimpfstoffen bis in die 1980er-Jahre ein vom Institut Pasteur entwickeltes Adjuvans aus dem Organismus nicht so fremden Calciumphosphat enthalten. Es ist immer noch ein von der WHO zugelassenes Adjuvans, das auch im Europäischen Arzneibuch aufgeführt wird und von der FDA als sicher und biokompatibel angesehen ist. Eine Anfrage an das Europäische Parlament bezüglich des Ersatzes aluminiumhaltiger Adjuvanzien durch Calciumphosphat wurde 2017 dahingehend beantwortet, dass die EU und das ECDC nicht in der Lage seien, dazu eigene Studien aufzulegen, das sei Sache der Zulassungsantragsteller. Auch in Antigenzubereitungen zur Hyposensibilisierung wird Calciumphosphat angewendet. So bleibt unklar, warum diese körpereigene Substanz bei Impfantigenen nicht genutzt wird.

Aluminiumsalze sind anorganische Reagenzien, die als Immunogenitätsverstärker wirken. Aluminiumhydroxid und Aluminiumphosphat sind Hauptvertreter, denen manchmal das aus Haifischleberöl gewonnene Squalen zugesetzt ist, eine Substanz, aus der Kortison gebildet wird. Andere Emulsionen sind Neuentwicklungen, etwa MF59 von Novartis, AS03 von GSK, Advax und andere. Ein ganz anderes Prinzip ist das der Nutzung von sogenannten Virosomen, leeren Hüllen von Influenzaviren, die als Transporter für Virusantigene benutzt werden.

Um in kurzer Zeit größere Impfstoffmengen auf den Markt bringen zu können, wurde angesichts der Bedrohung durch eine schwere Grippe-Pandemie ein Impfstoff zugelassen, der mit Squalen und Vitamin E adjuvantiert wurde (siehe auch Abschnitt »Sonderfall Schweinegrippe« im Kapitel »Influenza«). So konnte, um noch mehr Impfstoffe herzustellen, die Antigenmenge um 75 Prozent reduziert werden. Außerdem enthielt der Impfstoff die Quecksilberverbindung Thiomersal. Glücklicherweise wurde dieser Impfstoff nicht im geplanten Umfang verimpft, denn es kam verzögert zu einer schweren unerwünschten Wirkung: Ende 2016 waren bundesweit 86 Verdachtsfälle registriert, bei denen der Schweinegrippe-Impfstoff Pandemrix die »Schlafkrankheit« Narkolepsie ausgelöst hat, wie das Paul-Ehrlich-Institut (PEI) mitteilt. Bei 37 Kindern mit gesicherter Diagnose sind die Symptome im Durchschnitt etwa 160 Tage nach der Impfung aufgetreten. Die Nachuntersuchungen weisen laut PEI auf ein signifikant erhöhtes Risiko für Narkolepsie nach Pandemrix-Impfung bei Kindern und Jugendlichen sowie Erwachsenen verglichen mit gleichaltrigen Nichtgeimpften hin. Der Zusammenhang zwischen dem neu verwendeten Adjuvans und der Erkrankung ergibt sich auch dadurch, dass diese unerwünschte Wirkung bei den – unter anderem in den USA verwendeten – Konkurrenzpräparaten nicht beobachtet wurde.

Heutige reine Antigene, seien sie gentechnisch oder synthetisch hergestellt, sind nicht in der Lage, eine ausreichende Immunantwort zu erzeugen, sie sind also zu wenig immunogen und müssen durch Adjuvanzien in der Wirkung verstärkt werden. Mit nur wenigen Ausnahmen bleibt Aluminium das wichtigste Adjuvans in der Humanmedizin weltweit. Es erzeugt zwar eine gute Th2-Immunantwort (Antikörperbildung), kann aber die zelluläre Immunität (Th1-Antwort), die für die Schutzwirkung bei den meisten Infektionen besonders wichtig ist, nur gering stimulieren. Aluminiumverbindungen können in seltenen Fällen lokale und systemische Nebenwirkungen von sterilen Abszessen bis zu Muskelentzündungen haben. Wir brauchen sicherere und effektivere Wirkungsverstärker, die vor allem die zelluläre Immunität (Th1) aktivieren.

Die üblichen Impfungen vor Krankheiten sollten gegenüber der Behandlung der Erkrankungen, vor denen sie schützen sollen, sicher, wirkungsvoll und kosteneffektiv sein. Dennoch sind bei Weitem nicht alle Impfungen so einfach und wirkungsvoll wie die Pockenschutzimpfung. Diese heute als Vorbild für alle Eradikationsprogramme genannte Impfung war aus verschiedenen Gründen ein riskanter Glückstreffer. Zum einen, weil es sich um einen Lebendimpfstoff handelte, zum anderen nicht zuletzt durch die relative Temperaturunempfindlichkeit des Impfstoffes.

Sicherheitsbewertung von Aluminium

Das PEI hat sich mit den Risiken von aluminiumhaltigen Impfstoffen auseinandergesetzt und 2014 eine entsprechende Zusammenfassung herausgegeben, die zu dem Schluss kommt, dass keine wissenschaftlichen Daten bekannt sind, die eine Gefährdung von Kindern oder Erwachsenen durch aluminiumhaltige Adjuvanzien gezeigt haben. In Impfstoffen, aber auch zur Desensibilisierungsbehandlung, werden Antigene an schwerlösliches Aluminiumhydroxid adsorbiert, das eine Wirkstoffverstärkung und Depotwirkung auslöst. Eine Vielzahl von Veröffentlichungen lässt derzeit kein schlüssiges Bild zu. Es seien dem PEI keine Daten bekannt, die eine Gefährdung von Kindern oder Erwachsenen durch aluminiumhaltige Adjuvanzien gezeigt haben. Der Beitrag von aluminiumhaltigen Impfstoffen zur lebenslangen Akkumulation von Aluminium im Körper sei im Vergleich zur Aluminiumaufnahme aus anderen Quellen gering. Aufgrund einer Vorgabe des Pädiatrieausschusses (PDCO) bei der Europäischen Arzneimittel-Agentur sollen in nächster Zeit in klinischen Studien an Erwachsenen auch Daten zur Aluminiumbelastung erhoben werden. Diese Daten stehen noch aus.

Der Aluminiumgehalt ist durch das Europäische Arzneibuch auf 1,25 Milligramm pro Dosis beschränkt. Adjuvanzien sind pharmazeutische Hilfsstoffe und daher nach Paragraf 11 Arzneimittelgesetz (AMG) qualitativ, aber nicht quantitativ in der Packungsbeilage anzugeben.

Bekannte, seltene lokale Nebenwirkungen im Zusammenhang mit dem Aluminiumadjuvans in Allergenpräparaten sind Fremdkörperreaktionen (Granulombildung) an der Injektionsstelle. Nervenschädigende Wirkungen wie auch Effekte auf den Knochenstoffwechsel und die Fortpflanzung sind bekannt. Die toxische Wirkung auf das Gehirn ist völlig ungeklärt. Als kritische Plasmakonzentration von Aluminium, die bei Patienten unter Langzeit-Dialyse mit ersten Anzeichen von Knochenerweichung oder beginnenden Störungen der Gehirnfunktion assoziiert war, wird über 30 Mikrogramm pro Liter genannt. Bei einer eingespritzten Zufuhr von Aluminiumsalzen sind diese aber nicht vollständig im Blut verfügbar, da sie schlecht wasserlöslich sind.

Es gibt keine Studien an Menschen, die die Rolle von Aluminium nach einer Impfung untersucht hat. Der Großteil des aufgenommenen Aluminiums wird vor allem über die Nieren schnell ausgeschieden. Langzeitbeobachtungen zeigen aber eine Ansammlung im Körper von ein bis zwei Prozent einer resorbierten Dosis, davon etwa ein Prozent im Gehirn. Wird ein fünf Kilogramm schwerer

Säugling mit einem Sechsfach- und Pneumokokken-Impfstoff geimpft, erhält er knapp ein Milligramm Aluminium oder 0,2 Milligramm pro Kilo. Ein entsprechend leichteres Frühgeborenes, das nach dem Willen der STIKO zeitgerecht geimpft werden soll, erhält erheblich mehr pro Kilogramm Körpergewicht und kommt deutlich in einen Bereich, der über die als risikolos beschriebene Menge hinausgeht. Diese Frage ist bei den sehr forschen Impfempfehlungen für Frühgeborene bislang gar nicht erörtert worden.

Zu der diskutierten Rolle von Aluminium bei der Entwicklung der Alzheimer-Erkrankung hat das Bundesinstitut für Risikobewertung (BfR) 2007 umfassend Stellung genommen: Der Zusammenhang zwischen einer erhöhten Aluminiumaufnahme aus Lebensmitteln inklusive Trinkwasser, Medikamenten oder Kosmetika und einer Alzheimer-Erkrankung sei wissenschaftlich nicht belegt. Wenn auch die spärlichen wissenschaftlichen Daten nicht auf eine Gefährdung durch aluminiumhaltige Adjuvanzien schließen lassen, wissen wir nicht, inwieweit diese nicht Bausteine einer verhängnisvollen Beeinträchtigung der Gehirnentwicklung sein können, deren Folgen wir erst viel später sehen – und dann nicht mehr zuordnen und nachvollziehen können.

Denn allgemein gilt in der Medizin, dass es leichter ist, irgendetwas zu tun, als die Folgen der Taten zu betrachten. Niemand schaut nämlich die Impfbücher aus der Kindheit an, wenn ein Patient mit unklarer neurologischer Symptomatik aufgenommen wird, und niemand weiß mehr, welcher Impfstoff seinerzeit konkret genommen wurde, wenn in einem Feld die entsprechende Krankheit, gegen die geimpft wurde, lediglich angekreuzt ist.

Impfungen und Autoimmunität

Autoimmunerkrankungen sind Krankheiten, bei denen sich das Immunsystem gegen den eigenen Körper richtet, meist gegen bestimmte körpereigene Eiweiße. Sie sind relativ selten, werden aber in erschreckendem Ausmaß immer häufiger diagnostiziert. Neben genetischen und anderen individuell prägenden Faktoren ist das Geschlecht maßgebend: Frauen erkranken häufiger als Männer. Vielleicht liegt es daran, dass Frauen in der Schwangerschaft eine Immuntoleranz gegen das genetisch fremde Kind erwerben müssen.

Immer wieder finden sich bei Autoimmunerkrankungen Verbindungen zu bestimmten Infektionen, am bekanntesten sind das rheumatische Fieber bei Streptokokken-Erkrankungen oder der Borreliose-Komplex bei Infektionen mit Borrelien. Auch die aufsteigende Lähmung des Guillain-Barré-Syndroms und der Ausbruch von Diabetes werden mit Autoimmunphänomenen nach Infektionen erklärt, ohne dass genaue Zusammenhänge erwiesen sind.

So ist auch für Impfungen die Entwicklung einer Autoimmunität beschrieben, selbst wenn sie sehr selten beobachtet wird. Angesichts ohnehin geringer Erkrankungshäufigkeiten wäre der Zusammenhang mit Impfungen nur in sehr großen Studien nachweisbar. Erkrankungen an impfassoziierten Muskelentzündungen (Myofasziitis) wurden nach Hepatitis-B-Impfung, Tetanus, Polio und Diphtherie beobachtet, aber auch nach Pocken und BCG. Nach HPV-Impfung wurden Schilddrüsenentzündungen (Hashimoto-Thyreoiditis) beobachtet, wenn auch behauptet wurde, diese Patientinnen wären bereits zuvor erkrankt und die Impfung habe nur zum sichtbaren Ausbruch geführt. So kann die Impfung lediglich der Zündfunke einer vorbestehenden Erkrankung sein.

Eine schwedisch-dänische Studie fand einen Zusammenhang zwischen HPV und immunologischen Erkrankungen (Behcet's

Aluminiumsalze in Impfstoffen

	Al3+		Al3+
Bexsero	0,5 mg	NeisVac	0,5 mg
Boostrix	0,3 mg	Nimenrix	kein
Boostrix Polio	0,3 mg	Pentavac	0,3 mg
Cervarix	0,5 mg	Prevenar 13	0,125 mg
Covaxis	kein	Synflorix	0,5 mg
Diphtherie f. E.	0,75 mg	Repevax	0,33 mg
Encepur	0,3-0,4 mg	ReVaxis	0,35 mg
Encepur K	0,15-0,2 mg	Rotarix	kein
Engerix	0,5 mg	Rotateq	kein
Engerix K	0,25 mg	Td-Immun	0,5 mg
Gardasil	kein	Td-Mérieux	0,33 mg
HAVpur	kein	Tetanol pur	1,5 mg*
Havrix	0,5 mg	Td-pur	1,5 mg*
Havrix K	0,25 mg	Td-rix	0,3 mg
HBVaxPro 5 mg	0,25 mg	Td-Virelon	enthält $Al(OH)^{3}$+ keine Dosisangabe
HBVaxPro 10 mg	0,5 mg	Twinrix	0,4 mg
Hexyon	0,6 mg	Twinrix K	0,2 mg
Infanrix	0,5 mg	Vaqta	0,45 mg
Infanrix-IPV+HIB	0,5 mg	Vaqta K	0,4 mg
Infanrix Hexa	0,82 mg	Varilrix	kein
Meningitec	0,125 mg	Varivax	kein
Menjugate	0,3-0,4 mg	Vaxelis	0,32 mg (als Phosphat)
Menveo	kein		

* Mengenangabe als Al(OH)3; zusammengestellt nach aktuellen Fachinformationen, ohne Gewähr

Syndrome, Morbus Raynaud, Diabetes), ohne dass der genetische Hintergrund bislang klar wurde. Auch aus Frankreich wurden gehäuft Autoimmunerkrankungen nach HPV-Impfung gemeldet, ebenso multiple Sklerose und andere Gehirnerkrankungen. Immer wieder wurde argumentiert, dass hier die Impfung nur Auslöser einer vorbestehenden (subklinischen) Erkrankungsneigung ist.

Und in allen dazu veröffentlichten Arbeiten und Falldarstellungen wird gebetsmühlenartig wiederholt, größere Studien seien notwendig. Es gibt kaum eine Veröffentlichung, die ohne diesen Satz auskommt: »Larger studies are needed.« Aber wo bleiben diese großen Studien? Rückwirkende Analysen sind zwar auch aussagekräftig und können Zusammenhänge vermuten lassen, wirklich glaubhafte Studien müssen aber vorwärts gerichtet (prospektiv) sein und eine vorbestehende Hypothese sichern.

Eine andere Erkrankung ist die mit dem Aluminiumhydroxid in Verbindung gebrachte Weichteilerkrankung Makrophagen-Myofasziitis (*macrophagic myofasciitis*, MMF), die bei einer bestimmten genetischen Veranlagung vorkommt, oder das Golfkriegssyndrom (GWS). Letzteres wird auf viele Impfungen in kurzer Zeit, darunter auch nicht allgemein übliche, etwa gegen Milzbrand, zurückgeführt und geht mit allgemeiner Schwäche und Weichteilentzündungen einher. Diese und ähnliche Erkrankungen werden nach einem Vorschlag des israelischen Immunologen Yehuda Shoenfeld »ASIA-Syndrom« genannt (autoimmun-autoinflammatorisches Syndrom durch Adjuvanzien). Die Symptome sind Muskelschmerzen, -entzündung und -schwäche, Gelenkschmerzen, chronische Müdigkeit, Schlafstörungen und neurologische Ausfälle wie kognitive Beeinträchtigung, Gedächtnisverlust, Fieber und Mundtrockenheit.

Für die bereits erwähnte Narkolepsie ist eine Autoimmunerkrankung im engeren Sinne als Ursache eher unwahrscheinlich, wenn auch hier eine Störung des Immunsystems vermutet wird: Das Schweinegrippe-Virusantigen ähnelt an einer Stelle dem körpereigenen Wachmacher-Neuropeptid Orexin und könnte durch das Adjuvans entsprechende Wirkung entfalten.

Der genetische Hintergrund für das Auftreten von Autoimmunerkrankungen nach Impfungen ist noch völlig ungeklärt. Genauso ungeklärt ist aber auch das Auftreten schwerer (invasiver) Infektionen, zum Beispiel die Meningokokken-C-Blutvergiftung und Hirnhautentzündung, die trotz großer Verbreitung der Erreger sehr selten ist. Man sollte sich eher den individuellen genetischen Grundlagen solcher Infektionen zuwenden, als ganze Bevölkerungen zu impfen, die zum allergrößten Teil gar keine Empfänglichkeit gegen die Erreger aufweisen und niemals daran erkranken würden. Hierzu wird aber nicht geforscht, sondern alle, die Impfindustrie vorweg, wollen lieber alle Menschen impfen, anstatt individuelle Risikofaktoren zu definieren.

Unspezifische Auswirkungen von Impfungen auf den allgemeinen Gesundheitszustand

Es gibt leider überhaupt keine offiziellen Daten, die den allgemeinen Gesundheitszustand geimpfter und ungeimpfter Kinder untersuchen. Das Dogma, dass Impfungen immer und nur gut seien, wird in allen Vorbemerkungen zu Impfprogrammen wiederholt; damit fängt die STIKO-Empfehlung an und jedes Kapitel zu Impfungen in jedwedem medizinischen Lehrbuch. So fand eine oberflächliche, im *Deutschen Ärzteblatt* 2011 erschienene Auswertung der Daten zu Infekten, allergischen Erkrankungen und verabreichten Impfungen des von 2003 bis 2006 gesammelten Datenmaterials der Studie zur Gesundheit von Kindern und Jugendlichen in Deutschland KiGGS von 17 641 Kindern im Alter von 0 bis 17 Jahren keine statistischen Unterschiede im Auftreten allergischer Erkrankungen und der Häufigkeit von Infekten zwischen Geimpften und Ungeimpften. Allerdings wurde überhaupt nicht nach Zahl und Art der Impfungen sowie nach Gründen für die Nichtimpfung differenziert, sondern nur nach Kindern ohne jede Impfung und Kindern mit wenigstens einer Impfung. Außerdem fehlte bei sieben Prozent der Kinder jede Angabe zum Impfschutz – eine erhebliche Verzerrung.

Es gibt allerdings auch andere Stimmen: Wiederholt konnte gezeigt werden, dass ungeimpfte Kinder in vielerlei Hinsicht gesünder sind als geimpfte, und selbst im Datenmaterial der zitierten KiGGS-Studie zeigte sich diese Tendenz, wenn auch wegen der geringen Zahl der ungeimpften Kinder nicht signifikant. Auch sind wesentlich zurückhaltender geimpfte Kinder an Waldorfschulen gesünder als Vergleichskinder. Dagegen wird eingewendet, dass diese Kinder allgemein gesünder und bewusster ernährt erzogen werden, sodass auch hier die Beweisführung schwierig ist.

Aus der Tropenmedizin wissen wir, dass in nicht geimpften Populationen Diphtherie, Keuchhusten und Tetanus weit weniger Todesfälle verursachen als Lungenentzündung, Sepsis und Durchfall-Erkrankungen. Wenn die Kinder durch die DPT-Impfung auch nur ein wenig anfälliger gegen diese Erkrankungen werden, würde die Sterblichkeit steigen. Genau das ist bei der Einführung der DPT-Impfung in Guinea-Bissau, einem sehr armen westafrikanischen Land, passiert: Die Kindersterblichkeit stieg von 5,1 auf 11,3 Prozent an. Dies wurde im Jahr 2000 in der renommierten Fachzeitschrift *British Medical Journal* (BMJ) international veröffentlicht und zur Kenntnis genommen. Die WHO hat daraufhin die dazu publizierten Daten durch das *Global Advisory Committee on Vaccine Safety* (GACVS) nachanalysieren lassen und veröffentlichte 2004 in ihrem wöchentlichen Bulletin die übereinstimmende Expertenmeinung dieses Komitees, es gäbe keinen Beleg für die Hypothese, dass die DPT-Impfung einen ungünstigen Einfluss habe. Das Gegenteil sei der Fall. Etwas anders klangen die Ergebnisse jedoch zehn Jahre später: Die Expertenkommission kam 2014 zu dem Ergebnis, dass für die Lebendimpfungen (BCG und Masern) eher ein positiver unspezifischer Effekt im Sinne einer Stimulierung des Immunsystems zu beobachten war, während für DPT vorsichtig diagnostiziert wurde, dass die meisten diesbezüglichen Untersuchungen zu einem negativen Ergebnis kamen: Die allgemeine Sterblichkeit war höher als in der ungeimpften Population. Keine Studie zeigte einen positiven Effekt der DPT-Impfung, und drei Viertel der Studien kamen nicht aus Guinea-Bissau, wo die ursprüngliche Beobachtung gemacht und örtlichen Besonderheiten zugeschrieben wurde. Jetzt empfahl die WHO-Expertenkommission *Strategic Advisory Group of Expert (SAGE) on Immunization*, dieser Frage doch weiter nachzugehen. Als Antwort auf die eher schwammige Formulierung präzisierte der dänische Infektiologe Peter Aaby, der in Guinea-Bissau die ursprüngliche Beobachtung gemacht hatte, dass es weltweit keine Studie gäbe, die einen positiven Effekt der DPT-Impfung auf das Überleben von Kindern zeigt.

Die besondere gesundheitspolitische Bedeutung dieser Erkenntnisse liegt in der Wertung der Durchimpfungsraten gegen DPT als Fortschritts- und Entwicklungskriterium eines Drittweltlandes, wie es unter anderem im Millenniums-Entwicklungsziel Nummer vier niedergelegt ist. So ist ein allgemeiner Wettstreit ausgebrochen, wie weit die vollständige DPT-Durchimpfung erreicht werden kann. Auch unsere Schuleingangsuntersuchungen brüsten sich bekanntlich mit den Durchimpfungsraten.

Es kann heute mit relativer Sicherheit gesagt werden, dass DPT keine ideale Impfung für Säuglinge ist. Dasselbe dürfte, wenn auch unbewiesen, für Kombinationsimpfstoffe gelten, die noch mehr

Bestandteile enthalten, wie etwa unsere Fünf- oder Sechsfachimpfstoffe. So sollten diese im Säuglingsalter möglichst reduziert angewendet werden. Die Masern-Impfung scheint nach internationalen Studien dagegen einen positiven Effekt auf die allgemeine Sterblichkeit zu haben, das heißt, diese ist zusätzlich und unabhängig von der Schutzwirkung gegen Masern gesunken. Ähnlich ist es übrigens bei der Tuberkulose-Impfung, die gleichfalls einen unspezifischen immunstimulierenden Effekt hat. Aber all diese Rückschlüsse sind mit Vorsicht zu ziehen. Wir können jedoch auf keine anderen Daten zurückgreifen, weil es wie erwähnt keine wissenschaftlich gültigen Vergleiche des Gesundheitszustandes geimpfter und ungeimpfter Kinder gibt.

Eine neuere amerikanische Studie konnte anhand der Daten von über 300 000 Kindern zeigen, dass man unterscheiden muss zwischen Kindern, die absichtlich aufgrund elterlicher Entscheidung nicht geimpft wurden, Kindern, die aus Vernachlässigung nicht geimpft wurden, und Kindern, die normal geimpft wurden. Dabei zeigte sich, dass willentlich und bewusst ungeimpfte Kinder eine wesentlich geringere Inanspruchnahme von Notfallambulanzen und Praxen zeigten, während diese bei aus Nachlässigkeit ungeimpften Kindern gegenüber den normal geimpften höher war. Insgesamt waren übrigens auch in den USA nur die Hälfte aller Kinder zeitgerecht geimpft. Ob sich daraus schließen lässt, dass ungeimpfte Kinder gesünder sind, ist auch hier fraglich, weil die Inanspruchnahme von Gesundheitseinrichtungen nicht unbedingt mit der Erkrankungshäufigkeit zu tun hat: Ungeimpfte nutzen vielleicht eher alternative Heilmethoden.

So haben Impfungen, unabhängig von der Erkrankung, gegen die sie schützen sollen, unspezifische Wirkungen auf die Sterblichkeit. Hier muss man zwischen Lebendimpfungen unterscheiden, die einen positiven unspezifischen Effekt zu haben scheinen, und Totimpfstoffen, die zwar gegen die Zielerkrankungen schützen, aber die Sterblichkeit an anderen Erkrankungen erhöhen. Diese unspezifischen Wirkungen sind bei Mädchen allgemein stärker als bei Jungen nachweisbar und scheinen in den ersten sechs Monaten nach der Impfung am ausgeprägtesten. Sie sind außer von individuellen konstitutionellen Merkmalen von vorangegangenen Erkrankungen und Impfungen sowie deren Abständen abhängig.

Können Impfungen Allergien auslösen?

Dieses sehr umstrittene Thema ist Gegenstand vieler Forschungen gewesen. Angesichts der Häufung von Allergien bereits im Kindesalter und einer hohen Durchimpfungsrate könnte man einen Zusammenhang vermuten. Nun hat sich aber auch sonst vieles im Kindesalter geändert, vor allem hat sich der Kontakt zu reichlich Antigenen in Schmutz sowie die Auseinandersetzung mit vielen banalen Krankheitserregern im ersten Lebensjahr vermindert. Das Immunsystem hat nicht mehr so viel zu tun und sucht sich daher andere Beschäftigungsfelder. So erklärt man heute, wohluntermauert durch eine Fülle von Befunden, diese Art von Entgleisung des Immunsystems, die in einer Zunahme von allergischen Erkrankungen mündet. Epidemiologische Untersuchungen scheinen aufzuzeigen, dass Impfungen generell wohl eher vor Allergien schützen, als sie auszulösen. Vor allem Lebendimpfungen haben durch die aktive Auseinandersetzung des Organismus einen Schutzeffekt und sind damit besser als ihr Ruf. Aber im Einzelfall kann man nie sicher voraussagen, wie ein Organismus auf die Auseinandersetzung mit Fremdantigenen reagiert: zu viel, überschießend – oder zu wenig oder gar nicht.

Was richten wir mit Impfungen an?

Das unmittelbare Ziel einer Impfung ist, gegen die Zielerkrankung – die Erkrankung, gegen die geimpft wird – zu schützen oder sie abzumildern. Es besteht aber kein Zweifel daran, dass Impfungen neben dem Schutz gegen die Zielerkrankung viele weitere unspezifische Wirkungen entfalten. Erdrückendes Material aus der Impfforschung, der Immunologie, der Entwicklungsbiologie und der Epidemiologie lässt an einfachen Kausalitäten wie »Hier ist die Krankheit, da ist der Impfstoff« zweifeln. Impfstoffe und ihre Zusätze haben zweifelsfrei substanzielle unspezifische Auswirkungen auf die Entwicklung des Immunsystems und auf die Empfänglichkeit gegenüber anderen Erregern. Diese sind abhängig vom Alter, vom Geschlecht und der psychosozialen und ökonomischen Lebenssituation. Hier fehlt es noch an Grundlagenforschung und an der Wahrnehmung der Bedeutung dieser Wissenslücken in der Ausgestaltung jetziger, aber auch zukünftiger Impfstrategien. Bekanntlich gilt bislang für das ganze Impfwesen das Motto »Mehr desselben« – das sture Festhalten an Lösungen und Strategien, die irgendwann und unter bestimmten Umständen für bestimmte Erkrankungen einmal sinnvoll waren. Hier ist allein durch das gebetsmühlenartige Wiederholen des allem vorangehenden Satzes »Impfungen sind die wichtigsten und kosteneffektivsten Präventivmaßnahmen der modernen Medizin« nicht geholfen.

Es gibt aus den Industrienationen gar keine Daten zu den unspezifischen Effekten von Impfungen, weil es keine ungeimpften Kinder geben soll und Studien als unethisch gelten, wenn statt einer Impfung ein Scheinmedikament (Placebo) verabreicht wird. In die wenigen Daten, die dazu vorliegen, reiht sich eine sehr interessante, 2014 veröffentlichte dänische Studie ein, die deswegen bemerkenswert ist, weil in dem dänischen Personenstandregister alle Daten, auch die zu Impfungen und Krankenhausaufenthalten, zusammengeführt werden. Bei einer Analyse sämtlicher stationärer Krankenhausaufnahmen aller dänischen Kinder in einem Zehnjahreszeitraum von 1997 bis 2006 (insgesamt eine halbe Million Kinder) zeigte sich, dass nach einer Lebendimpfung – Masern-Mumps-Röteln – als letzte verabfolgte Impfung gegenüber dem Fünffachimpfstoff (DTaP-IPV-HIB) die stationäre Aufnahmerate deutlich niedriger war als nach der Fünffachimpfung als letzter Impfung. Auch hier gibt es aber keine Kontrollgruppe gänzlich ungeimpfter Kinder.

So muss es bei der Aussage bleiben, dass wir nicht wirklich wissen, ob geimpfte Kinder gesünder sind als ungeimpfte. Dennoch gilt es ja eher, umgekehrt zu beweisen, dass Impfungen nützen. Mit den allgemeinen Pauschalaussagen, dass Schutzimpfungen zu den wichtigsten und wirksamsten präventiven Maßnahmen in der modernen Medizin zählen, ist es nicht getan – auch diese müssen nach heutigem wissenschaftlichem Standard belegt sein.

Impfen birgt Risiken – für Arzt und Patient

Impfen birgt Risiken, auch nicht zu impfen birgt Risiken, und niemand kann im Einzelfall abschätzen, welches Risiko das größere ist. Es sei hier der Vergleich mit dem Lottospiel erlaubt, nur »mit umgekehrtem Vorzeichen«. Es ist ganz sicher so, dass man beim Lottospielen nur verlieren kann: Es wird weit weniger Geld ausgeschüttet, als eingezahlt wird. Also kann man eigentlich, statistisch gesehen, nur verlieren. Demjenigen, der sechs Richtige hat und einen Millionengewinn einkassiert, ist das egal: Er hat gewonnen. So wird es grundsätzlich schon so sein, dass Impfen unterm Strich für die Gesellschaft nützlich ist – hier muss man wieder kritisch hinterfragen, welche Impfung gemeint ist –, aber für den Einzelnen kann es dennoch negative Auswirkungen haben, und ähnlich wie beim Lotto gibt es keine Strategie, vorherzusagen, wen es trifft.

Als in den 1970er-Jahren der verpflichtende Sicherheitsgurt eingeführt wurde, gab es große Diskussionen, ob man die Menschen dazu verpflichten kann, sich anzuschnallen. Denn immer wieder gab es anekdotische Berichte von Fällen, in denen Insassen das Leben gerettet wurde, weil sie aus dem Auto geschleudert wurden, oder solchen, in denen die Insassen durch den Gurt etwa ihr brennendes Auto nicht rechtzeitig verlassen konnten. Der gesellschaftliche Konsens hat sich dahingehend entwickelt, dass der Gurt eher Leben rettet als gefährdet, und deswegen konnte sich die Gurtpflicht durchsetzen und die Unterlassung des Anschnallens strafbewehrt werden. Ähnliche Diskussionen werden derzeit um die Helmpflicht bei Radfahrern geführt – und eben auch über das Impfen.

So ist es eine gesellschaftliche Grundsatzentscheidung, eine Übereinkunft, geradezu ein Paradigma, dass Impfen an sich und immer gut und nützlich sei. Der Gedanke, dass es erhebliche Forschungsdefizite beim Thema Impfen gibt und dass das ganze Impfwesen letztlich mehr aus Theorien, Annahmen und Schätzungen als aus gesicherten Fakten besteht, ist in diesem Paradigma nicht zulässig. So klären Ärzte und Informationsmaterialien in der Regel nur über die Notwendigkeit und die Vorteile der Impfung auf, nicht über deren Unzulänglichkeiten und Beschränktheiten.

Die Einstellung zum Impfen darf kein Glaubensbekenntnis sein, sondern sollte sich durch das sorgfältige Abwägen von Vor- und Nachteilen auszeichnen. Beide kennen wir nicht sicher. Da selbst nach der zitierten Aussage des Paul-Ehrlich-Instituts weder die Erfassung von Impfkomplikationen bekannt, ja nicht einmal abschätzbar ist, noch genaue Daten zur Zahl der verabreichten Impfungen vorliegen, kann keine Aussage über die Häufigkeit bestimmter unerwünschter Reaktionen gemacht werden. So ist das Wissen um Impfkomplikationen unvollständig, und die Tatsache, dass schwere Impfkomplikationen bei modernen Impfstoffen sehr selten sind, heißt nicht, dass es sie gar nicht gibt. Das Haupthindernis für die Sicherheit von Impfstoffen ist die Unvorhersehbarkeit der Immunantwort im Einzelfall angesichts einer großen genetischen Variabilität der Menschen auf der einen Seite und der ständigen Anpassungen und Wandelbarkeit der Erreger auf der anderen Seite. Der Mensch ist ebenso wie Krankheitserreger nicht die vorhersehbare Maschine, von der die Wissenschaft träumt.

Vorherige Gesundheit kann nicht bewiesen werden

Der Arzt weiß oft nicht, ob der Impfling gesund ist, denn viele Krankheiten haben zuvor ein symptomfreies Intervall. Ich halte es für wichtig, bei Anzeichen einer beginnenden Erkrankung die Impfung zu verschieben, aber auch dann, wenn Eltern zum Impfzeitpunkt ein ungutes Gefühl haben. Die STIKO sieht es anders und zählt »banale Infekte« zu den falschen Kontraindikationen.

Anders sieht es bei einem Restinfekt aus, etwa einer noch laufenden Nase, da kann mit ruhigem Gewissen geimpft werden. Oft ist es in der Praxis so, dass Eltern, Kind und Arzt bei einem ausgemachten Impftermin unter dem Druck stehen, sich nicht mehr aus einem bereits in Gang gesetzten Geschehensablauf lösen zu können: Man hat vielleicht eine weitere Anreise, lange auf einen Termin, dann auch noch im Wartezimmer gewartet und auch sonst keine Zeit und Lust, die Impfung noch einmal zu verschieben.

Wie bereits erwähnt, führe ich die Säuglingsimpfungen deswegen grundsätzlich nur vormittags durch, damit das Kind im Laufe des Tages gut beobachtet werden kann; und ich rate, Impfreaktionen genau und am besten schriftlich zu vermerken, neben den Lokalreaktionen wie Schwellung, Schmerzen, Rötung auch auf Bewusstseinsstörungen, Schreien, Fieber, vermehrtes oder vermindertes Schlafbedürfnis und im Verlauf auf Wesensveränderungen zu achten. Dies gilt besonders für Kinder mit neurologischen Vorerkrankungen, die früher sehr zurückhaltend, heute aber nach dem Willen der STIKO, ebenso wie Frühgeborene, besonders und zeitgerecht nach dem allgemeinen Schema geimpft werden sollen. Auch hierzu gibt es gar keine wissenschaftlichen Ergebnisse, es ist eine reine Expertenmeinung.

Ärzte in der Haftungsfalle: Der Arzt riskiert, Big Pharma kassiert.

Wir Ärzte befinden uns, ob wir impfen oder nicht, in einer »Aufklärungs- und Haftungsfalle«, wie es Julia Bütikofer ausgedrückt hat, eine Juristin, die sich seit 40 Jahren mit Impfschadensrecht beschäftigt. Gemessen an dem hohen Haftungsrisiko, ist die Vergütung der Impfberatung und Impfung miserabel, zumal die Impfaufklärung wie erwähnt nur honoriert wird, wenn es auch tatsächlich zu einer Impfung kommt. Auch so wird ein erheblicher Impfdruck ausgeübt. In der kinderärztlichen Praxis spielt die Aufklärung über das Erkrankungs- oder das Impfrisiko eine große Rolle: Nur muss hier der Arzt über etwas aufklären, das er selbst nicht weiß, sondern allenfalls glaubt. Denn keiner kennt diese Risiken unter den gegebenen Umständen eines sonst gesunden Kindes, und keiner schaut genau nach. Alle berufen sich auf alte Daten und Zahlen, die unter ganz anderen Lebensumständen entstanden sind oder in armen Ländern weiterhin bestehen.

Die theoretischen Anforderungen sind nach Meinung namhafter Juristen unerfüllbar hoch: Neben den von der STIKO empfohlenen »Standardimpfungen« muss der Arzt auch über andere Impfungen aufklären, die es auf dem Markt gibt, auch wenn sie zurzeit nicht von der STIKO empfohlen werden, darunter Hepatitis A oder Meningokokken B. Es ist im Falle einer Erkrankung ein Haftungsrisiko für den Arzt, darüber nicht informiert zu haben. Hiervon macht die »öffentliche Meinung«, wer immer diese steuert, zurzeit reichlich Gebrauch, etwa um den Druck auf die allgemeine Empfehlung der Meningokokken-B-Impfung oder anderer noch nicht in die allgemeine Impfempfehlung aufgenommener Impfungen zu erhöhen. Ein solcher »informatorischer Kunstfehler« ist, ganz im Gegensatz zu einem medizinischen Kunstfehler, sehr viel leichter nachzuweisen und kann zu entsprechender Haftung führen.

So sitzen wir Ärzte immer zwischen den Stühlen: Impfen wir, und es tritt eine Impfkomplikation ein, können wir haftbar gemacht werden. Impfen wir nicht, und der Patient erkrankt, haften wir ebenfalls. Selbst wenn wir gegen eine Erkrankung impfen und der Patient sie dennoch erleidet, besteht der informatorische Kunstfehler darin, dass der Patient womöglich nicht darüber informiert wurde, dass auch eine Impfung keinen hundertprozentigen Schutz garantiert.

Für die Impfstoffhersteller dagegen sieht die Sachlage sehr viel günstiger aus: Auf den Beipackzetteln, die allerdings in der Regel weder Patient noch Arzt detailliert lesen, werden alle erdenklichen Nebenwirkungen und Risiken aufgeführt, sodass der Hersteller haftungsmäßig praktisch ausscheidet. Statt einen Aufklärungsbogen des industrieabhängigen Deutschen Grünen Kreuzes auszuteilen, sollten wir Ärzte den Eltern lieber den in feinstem Fachchinesisch geschriebenen Beipackzettel mitgeben. Ob sich dann überhaupt noch Eltern für eine Impfung entscheiden würden?

Jede Impfung kann, wenn auch selten, in Abhängigkeit von der individuellen Reaktionsbereitschaft und Immunitätslage des Impflings eine Impfreaktion, eine Impfkrankheit oder gar einen bleibenden Impfschaden auslösen. Eine derartige Impffolge ist kein unerwartetes Ereignis, das zufällig vom Himmel fällt, sondern mit unterschiedlicher Häufigkeit essenzieller Bestandteil einer jeden Schutzimpfung. Daher sind die Anforderungen an eine Impfaufklärung hoch: Sie muss in einer den Bezugspersonen und dem Impfling verständlichen Sprache und in aller gebotenen Ruhe und Sorgfalt erfolgen und dokumentiert werden. Anspruch und Wirklichkeit weichen hier im Alltag erheblich von den Forderungen ab.

Wer Vertrauen zum Impfen schaffen will, muss die Grundlagen des deutschen Impfwesens auf den Prüfstand stellen. Ziel des öffentlichen Gesundheitswesens und seiner Ausführungsorgane, in diesem Fall auch der niedergelassenen Ärzte, darf es nicht sein, Menschen zu Impfungen zu überreden und zu bedrängen, sondern für die größtmögliche Wirksamkeit und Sicherheit der Impfstoffe zu sorgen und durch rechtzeitige und umfassende Information über Nutzen und Risiken der Impfungen Überzeugungsarbeit für Impfungen zu leisten. Dass der Wille zur kritischen Evaluation und die finanzielle Basis für industrieunabhängige Forschung im Impfbereich fehlt, hat nicht zuletzt der bereits zitierte ehemalige STIKO-Vorsitzende Prof. Schmitt bemängelt. Dabei könnte allein die bei Impfstoffen anfallende Mehrwertsteuer dazu dienen, diese bedenkliche Wissenslücke zu schließen – wenn der politische Wille vorhanden wäre.

Impfstoffe werden nämlich zum vollen Satz besteuert, sodass im Grunde der größte Einzelverdiener am Impfen der Staat selbst ist. Die Gesetzgebung sieht für Grundnahrungsmittel sowie Zeitschriften und Bücher einen ermäßigten Steuersatz vor. Der reduzierte Steuersatz von sieben Prozent gilt unter anderem für zahntechnische Leistungen, Eintrittskarten, Filmvorführungen, Heilbäder sowie Personenbeförderung und Beherbergungsbetriebe, aber auch für die Aufzucht und das Halten von Nutztieren. Offensichtlich wird das Impfen für die »Aufzucht und das Halten von Kindern« für nicht so grundsätzlich notwendig erachtet, dass ein reduzierter Steuersatz zum Tragen käme. Wie wäre es, wenn die Differenz zwischen dem vollen und dem reduzierten Steuersatz dazu benutzt werden würde, eine herstellerunabhängige Impfforschung zu finanzieren? Hier könnte sich eine gewaltige finanzielle Quelle auftun, wenn denn der politische Wille vorhanden wäre. Auf Anfrage teilte mir die Geschäftsstelle der STIKO mit, dass »die STIKO keine Aufgaben bei Gesetzgebungsverfahren im Finanzbereich hat und kein Gremium mit Aufgaben hinsichtlich Finanzierungsfragen im Gesundheitswesen ist. So ist eine Beteiligung der STIKO an Gesetzgebungsvorhaben im Finanzbereich gesetzlich nirgendwo vorgesehen«. Dann wird es aber höchste Zeit, dass sich die STIKO damit beschäftigt.

Ökologische Aspekte

Mehr als eine Randbemerkung: Wenn wir für unsere Kinder nachhaltig Gutes tun und ihr Überleben sichern wollen, müssen wir uns auch mit den zukünftigen Lebensbedingungen beschäftigen. Das Überleben im Hier und Jetzt ist kurzsichtig, wenn auf Dauer Lebensbedingungen nicht gesichert werden können. Wie für die meisten Medikamente gilt auch für Impfstoffe, dass die Herstellung eine erhebliche Ressourcenverschwendung und Umweltbelastung mit sich bringt. Daten dazu sind rar: Nach Herstellerangabe werden bis zur Freigabe einer einzelnen Impfstoffcharge des Pneumokokken-Impfstoffes Prevenar über etwa zwölf Monate insgesamt 230 000 Arbeitsstunden investiert und 17 Tonnen Rohstoffe sowie 300 000 Liter Wasser verbraucht. Das Gleiche gilt für den Vertrieb: Vor allem in armen Ländern sind die Verteilungs- und Lagerungsstrukturen aufwendig, ressourcen- und kostenintensiv, und es stellt sich die Frage, ob die dazu benötigten Gelder nicht in andere Aspekte der Kindergesundheit nachhaltiger investiert werden können, wie am Beispiel der Impfung gegen Rotavirus-Infektionen (siehe Abschnitt »Rotavirus-Enteritis« im Kapitel »Die Impfungen im Einzelnen«) aufgezeigt.

Solche Fragen dürfen eigentlich gar nicht aufgeworfen werden: Im Namen von Gesundheit und Hygiene haben ökologische Argumente in aller Regel gar keinen Stellenwert, und dies, obwohl die Entsorgung medizinischen Materials tagtäglich, aber auch etwa im Rahmen der Katastrophenhilfe, ein ernstes Problem darstellt. Besonders nachdrücklich wird dies uns gegenwärtig in der Coronakrise, in der die Wegwerf- und Einmalmaterialien auch schon im normalen Haushalt erheblich zur Müllvermehrung beitragen, auch sichtbar daran, dass herumliegende Masken auf der Straße ein alltäglicher Anblick geworden sind. In einer solchen Situation spielt die Müllvermeidung plötzlich kaum eine Rolle mehr, auch wenn die allermeisten Einmal- und Wegwerfmaßnahmen überflüssig sind. An der größten Kinderklinik in London, Great Ormond Street, in der pro Woche 200 000 Paar Handschuhe verbraucht wurden, zeigte eine Aktion »Gloves are off« (Weg mit den Handschuhen), dass sich nicht nur die Handhygiene verbesserte, sondern in einem Jahr 21 Tonnen Müll und über eine Million Euro eingespart wurden. Das war allerdings vor Corona, jetzt hört man nichts mehr davon …

Hilfestellung bei der Impfentscheidung

Eine konkrete Antwort, ob und wie Sie Ihr Kind impfen lassen sollen, können Sie sich nur selbst geben, im besten Fall im Dialog mit Ihrem Kinderarzt. Zu viele Faktoren spielen bei dieser Entscheidung eine Rolle, neben gesellschaftlichen und materiellen Aspekten besonders auch die persönlichen Lebensumstände, das Vertrauen in die Medizin und die Angst vor Krankheiten.

Impfen nach der STIKO-Empfehlung

Wenn Sie dem Impfwesen vertrauen, allgemein eher ängstlich im Hinblick auf die Gesundheit veranlagt sind und die geäußerten Bedenken nicht teilen können, rate ich Ihnen, den Impfempfehlungen der STIKO zu folgen. Sie würden dann mit sechs Wochen mit der Schluckimpfung gegen Rotaviren beginnen. Sie befinden sich nun dem gegenwärtigen Stand der Wissenschaft entsprechend und juristisch offiziell auf der sicheren Seite und brauchen sich keine Vorhaltungen machen zu lassen – weder in der einen noch in der anderen Hinsicht. Ihr Kind ist jetzt »vollständig nach den Empfehlungen der STIKO« geimpft. Falsch machen Sie damit nichts, die Empfehlungen sind ein mühevoll errungener Kompromiss unter Berücksichtigung der verschiedenen Interessen von Wissenschaft, Wirtschaft und Politik. Erkrankt Ihr Kind dennoch an einer impfpräventablen Erkrankung, haben Sie alles derzeit Mögliche getan. Erleidet Ihr Kind Impffolgen, sind diese, wenn sie gemeldet werden und nachweisbar sind, durch die entsprechenden Versorgungsansprüche abgesichert. Niemand wird Ihnen Vorwürfe machen.

Ein weiteres Argument könnte bedeutungsvoll werden: Heute gilt ein nicht oder nicht vollständig geimpftes als »vernachlässigtes« Kind, dem etwas vorenthalten wird (siehe Kapitel »Die offizielle Meinung der Kinderheilkunde«). Deshalb rate ich bei Kindern, die in Sorgerechtsstreitigkeiten stehen oder in irgendeiner Form einer Überwachung durch das Jugendamt unterliegen, eine vollständige Impfung nach STIKO-Empfehlung, um sich gegen derartige Vorwürfe schon im Vorfeld abzusichern. Denn auch die Impffrage kann sich zu einem Kriegsschauplatz ungeahnten Ausmaßes entwickeln.

Später impfen

Die STIKO-Empfehlung berücksichtigt nicht die Lebenssituation Ihrer Familie und Ihres Kindes, sondern ist eine generelle Empfehlung für alle Kinder. So, wie wir gehalten sind, im Falle der Reiseimpfungen differenziert und risikoorientiert zu beraten, sollten wir es konsequenterweise auch bei den sogenannten Routineimpfungen angehen. Wenn Sie Ihr Kind zurückhaltend impfen wollen, hängt die Empfehlung von vielen Faktoren ab, so auch von der Betreuungssituation, in der sich Ihr Kind voraussichtlich befinden wird.

Beim ersten Kind, das gesund ist, voll gestillt wird und in einer liebevollen, zugewandten und feinfühligen – sowie rauchfreien – Atmosphäre groß wird, sind im ersten Lebensjahr keine Impfungen notwendig. Das minimale Restrisiko einer schwereren Keuchhusten-Erkrankung, einer Pneumokokken- oder Hämophilusmeningitis muss den Eltern dabei allerdings bewusst sein. Es ist jedoch weit geringer als das Risiko für den plötzlichen Kindstod oder einen Unfall. Misshandlungen wie das Schütteltrauma seien hier nur am Rande erwähnt. Auch ein geimpftes Kind kann natürlich schwer erkranken – es gibt genügend andere, seltene Erkrankungen, die nicht durch Impfungen verhütet werden können. Unabhängig davon sind Unfälle am gefährlichsten, sie stellen das Haupttodesrisiko von Kindern dar. Bei nachfolgenden Kindern, dem zweiten, dritten, vierten …, ist zu berücksichtigen, dass die älteren Geschwisterkinder dem Säugling Krankheiten aus Krippe und Kindergarten mitbringen und es so gefährden können. Das gilt aber vor allem für

»banale« Infekte, Husten, Schnupfen, Heiserkeit, gegen die ohnehin nicht geimpft werden kann.

Die schon mit sechs Wochen angesetzte Rotavirus-Schluckimpfung ist, vor allem bei gestillten Säuglingen, entbehrlich (siehe Abschnitt »Rotavirus-Enteritis«). Für eine Pneumokokken-Infektion gibt es bei sonst gesunden gestillten Kindern in rauchfreier Umgebung auch kein besonderes Risiko, sodass diese Impfung auch nicht die erste Priorität hat. Ähnliches gilt für Hämophilus-Infektionen: Schwere Erkrankungsfälle sind außerordentlich selten – aber sie kommen vor.

Soll Ihr Kind ab dem zweiten Lebensjahr oder noch früher in einer öffentlichen Einrichtung betreut werden, etwa einer Kinderkrippe, empfiehlt es sich, bis zum Eintritt in die Einrichtung wenigstens den Beginn der Grundimmunisierung sowie je nach Alter die erste Impfung gegen Masern, Mumps und Röteln sowie Windpocken abgeschlossen zu haben. Das hat mehrere Gründe: zum einen natürlich die wachsende Gefährdung durch andere Kinder, zum anderen aber die Gefährdung von Dritten, die Kontakt zur Einrichtung haben, zum Beispiel kleinere Geschwister, Babys, Schwangere oder chronisch Kranke. Der Öffentlichkeitsdruck, nicht zuletzt der Druck anderer Eltern im Hinblick auf ihr eigenes Kind, ist sehr groß. Das gilt speziell in Deutschland auch für die Windpocken: Aus medizinischer Sicht besteht keine dringende Notwendigkeit für eine Windpocken-Impfung. Wegen des hohen Ansteckungsrisikos und weil das Kind bis zu zwei Wochen keine öffentliche Einrichtung besuchen darf, ist die Impfung unter diesem Aspekt empfehlenswert.

Reduziertes Impfschema

Ich rate zu einem reduzierten, dem 2+1-Impfschema, das für fast alle Impfungen gilt, ausgenommen Lebendimpfungen. Dies ist in zahlreichen europäischen Ländern auch seit vielen Jahren Standard; und es kann nicht nachvollzogen werden, warum die STIKO so lange gebraucht hat, dieses ebenfalls zu empfehlen, wenn nicht aus einem übertriebenen Sicherheitsdenken, nach dem Motto »Je mehr, umso besser«. Diese Grundhaltung ist für antigendefinierte Impfstoffe längst widerlegt. So sind die Kräfte des Beharrens, wie so häufig, stärker als die Kräfte eines Wandels. Immerhin war seit der STIKO-Empfehlung vom August 2015 wenigstens für die Pneumokokken-Impfung schon das 2+1-Impfschema empfohlen worden, jetzt gilt es auch für den Kombiimpfstoff.

Die Grundimmunisierung kann im Rahmen der Zulassung nur mit dem Sechsfach-, Fünffach- (ohne Hepatitis B) oder Vierfachimpfstoff (ohne HIB) vorgenommen werden. Ich biete bei sehr impfzurückhaltenden Eltern in der Regel den Fünffachimpfstoff (2+1) an, da dieser für die Grundimmunisierung zugelassen ist, kläre aber darüber auf, dass eine komplette Hepatitis-B-Immunisierung im Jugendalter ziemlich illusorisch ist: Schulkinder und Jugendliche haben vor kaum etwas mehr Angst als vor Impfungen. In der Praxis entscheiden sich die meisten Eltern für die Sechsfachimpfung, was ja auch »Pikser« erspart. Alternativ kann der zurzeit schlecht erhältliche Säuglings-Vierfachimpfstoff (DTaP-IPV, Tetravac) für die ersten beiden Impfungen verwendet werden und zum Boostern der Fünffachimpfstoff, um einmal die HIB-Komponente mitzuimpfen. Der derzeit auf dem Markt befindliche Dreifachimpfstoff Td-IPV (Revaxis) ist formal nicht zur Grundimmunisierung zugelassen, kann aber bei im Säuglingsalter ungeimpften Kindern verwendet werden, wobei bedacht werden muss, dass der Diphtherie-Anteil reduziert ist. Eine Tetanus-Einzelimpfung ist nicht mehr erhältlich, ich lehne sie ab, zu gering ist das Erkrankungsrisiko, und die Chance, diese Impfung mit anderen zu kombinieren, ist mit dem Risiko einer Überimpfung gegen Tetanus dann vertan.

Eine Hepatitis-B-Impfung ist im Säuglingsalter nur bei vorhersehbaren Krankenhausaufenthalten notwendig, etwa bei einem Herzfehler oder einer anderen chronischen Erkrankung, da die Hauptinfektionsquelle das Gesundheitswesen ist. Dies sollte man auch bei Auslandsreisen berücksichtigen, vor allem in Länder mit einem schlechten Hygienestandard. Eine Impfung im Jugendalter ist zu erwägen, da das Infektionsrisiko durch das dem Alter innewohnende Risikoverhalten (geschlechtliche Aktivität, Piercing, Drogen) oder durch den Wunsch nach Fernreisen oder humanitären Einsätzen steigt.

Aus epidemiologischen Gründen rate ich zur jetzt ohnehin verpflichtenden Masern-Impfung, obwohl ansonsten gesunde Kinder Masern zweifelsohne auch gut durchmachen können. Mir wäre, wie für alle Lebendimpfungen, ein Einzelimpfstoff am liebsten. Der ist zwar über internationale Apotheken zu besorgen, nicht aber ein einzelner Mumps- oder Röteln-Impfstoff, den zu impfen vor der Pubertät notwendig werden könnte. So wird man aus Gründen der Praktikabilität zum MMR-Impfstoff greifen müssen. Nachdrücklich rate ich bei der ersten Impfung von der gleichzeitigen Kombination mit Windpocken ab – ob zusammen oder getrennt appliziert.

Für ältere, bislang ungeimpfte Kinder rate ich spätestens zum Schuleintritt zu einer Basisimmunisierung gegen Tetanus, Diphtherie, Polio, Masern, Mumps, Röteln und Windpocken.

Zu einer Impfung gegen FSME rate ich lediglich bei Waldarbeitern, Jägern und anderen sich in Hochrisikogebieten im Wald aufhaltenden und Zeckenbissen häufig ausgesetzten Personen.

Blutuntersuchungen zu Titerkontrollen kommen nur in besonderen Situationen in Betracht. Sie sind zur Beurteilung des tatsächlichen Impfschutzes ziemlich unzuverlässig und haben eher eine Alibifunktion. Es sind unnötige »Pikser«, damit Körperverletzung und auch noch Ressourcenverschwendung, über die sich allenfalls der Laborarzt freuen kann.

Auffrischimpfungen

Ich rate zu einer Auffrischung der Grundimmunisierung frühestens nach fünf Jahren und dann noch einmalig zehn Jahre später, im Jugendlichenalter etwa mit 16. Dann sind, auch nach Auffassung der skandinavischen Länder, keine weiteren Auffrischimpfungen notwendig, der bei uns praktizierte Zehnjahresrhythmus entbehrt jeder wissenschaftlichen Grundlage. Bei besonderen Risiken oder in höherem Alter können Auffrischimpfungen notwendig werden. Wie schon wiederholt erwähnt, führen die rigiden Auffrischungsvorschriften nicht selten zu unnötigen Impfungen bei älteren Schulkindern, Jugendlichen und Erwachsenen. Hier ist eine differenziertere Sichtweise, auch seitens der STIKO, notwendig und wurde ebenso von Fachgesellschaften wie etwa der Deutschen Gesellschaft für Allgemeinmedizin (DEGAM) wiederholt angemahnt. Man spielt Impfgegnern Argumente in die Hand und macht das Impfen unglaubwürdig, wenn offensichtlich zu viel geimpft wird und die damit verbundenen Verflechtungen und Interessen offenkundig gemacht werden. Auch die immer wieder geäußerte Annahme: »Kein Impfbuch = nicht geimpft« ist unsinnig. In vielen Situationen, nicht nur bei Flüchtlingen, kann ein Impfbuch nicht lebenslang aufbewahrt werden.

Geplante Impftermine einhalten – besonders bei abweichenden Impfplänen

Ein Argument der Impfbefürworter ist nicht von der Hand zu weisen: Es ist, auch in meiner Praxis, häufig tatsächlich so, dass bei späteren Impfungen, außerhalb des Schemas, notwendige Auffrischimpftermine nicht eingehalten werden und so nur sehr lückenhaft geimpft wird. Zwar sagt bekanntlich selbst die STIKO heute: »Jede Impfung zählt«, und es muss nicht wieder von vorn angefangen werden, aber das Gerüst der Vorsorgen, das im ersten Lebensjahr sehr dicht ist, dünnt sich beim Älterwerden immer mehr aus und nimmt so die Gelegenheit, den Impfschutz zu überprüfen und an notwendige Auffrischimpfungen und Ergänzungen zu erinnern. Daher kommen immer wieder Kinder in die Praxis, bei denen die Grundimmunisierung unterbrochen wurde oder eine Auffrischimpfung längst überfällig ist. Es ist dann aber nicht nötig, die Grundimmunisierung zu wiederholen. Zu lange Impfabstände gibt es nicht, eben weil jede dokumentierte Impfung zählt. Dies gilt auch für die FSME-Impfung; hier wird – neben Tetanus – am häufigsten unnötigerweise neu begonnen. Aber auch bei Nachholimpfungen müssen gewisse Abstände eingehalten werden. Wenn bei einem untypischen Schema, etwa bei der Vierfach-, Fünffach- oder Sechsfachimpfung, der Abstand zwischen erster und zweiter Impfung sehr lang ist, Monate oder gar Jahre, sollte die dritte Impfung zum Abschluss der Grundimmunisierung dennoch erst frühestens sechs Monate nach der zweiten Impfung gegeben werden, nicht etwa schon nach sechs bis acht Wochen.

Schlussbemerkung: Halte Maß und bedenke die Folgen

Eines kann abschließend ganz sicher gesagt werden: Manche etablierte Impfung würde mit weniger Injektionen vermutlich ebenfalls ihren Zweck erfüllen. Das hat jüngst auch die Ständige Impfkommission erkannt. Im Sinne des Nichtschadens ist für viele Impfungen Zurückhaltung geboten. Auch gehören die Abstände von Auffrischimpfungen auf den Prüfstand. Denn es gilt für Impfungen wie auch sonst in der Medizin und gerade in der Kinder- und Jugendmedizin: *To do as much nothing as possible.* Frei übersetzt: »So viel wie nötig, so wenig wie möglich!« Die Verantwortung für die Zukunft ist groß – und hinterher will es niemand gewesen sein, wenn sich nach Jahren herausstellt, wie unsinnig oder gar gefährlich eine Empfehlung war. Die Zahl der Beispiele ist Legion. Dann trösten sich die Fachleute mit dem Spruch: »Die Erkenntnisse von heute sind die Irrtümer von morgen.« Es gilt hier, wie fast überall in der Medizin: Es wird viel Teures und Aufwendiges gemacht, aber die Bereitschaft, das Ergebnis kritisch und nicht nur auf der Ebene der zu verhindernden Erkrankungen zu analysieren, ist gering.

Dank

Mein besonderer Dank gilt Peter Aaby, Guinea-Bissau und Dänemark, und Yehuda Shoenfeld, Israel, die mich in meiner impfkritischen Haltung sehr bestätigt haben, aber auch den vielen Kollegen – die mich, wenn auch meistens nicht öffentlich, unterstützen: in E-Mails, Blogs oder Telefonaten und persönlichen Briefen.

Anhang

Ausgewählte Web-Adressen

Die Weltgesundheitsorganisation hat die Adresse www.who.org. Zu den Impfungen direkt geht es über
www.who.int/health-topics/vaccines-and-immunization

Das Robert Koch-Institut hat die Adresse www.rki.de. Auf dieser Seite ist das *Epidemiologische Bulletin*, die wissenschaftliche Hauszeitung des RKI, mit den aktuellen Daten zu Infektionskrankheiten, einsehbar.

Die STIKO direkt erreicht man unter www.rki.de/DE/Content/Kommissionen/STIKO/stiko_inhalt.html. Hier sind unter anderem die aktuellen STIKO-Empfehlungen nachzulesen.

Das Paul-Ehrlich-Institut ist das deutsche Bundesinstitut für Impfstoffe und biomedizinische Arzneimittel und eine Behörde des Bundesministeriums für Gesundheit. Die allgemeine Internetadresse ist www.pei.de, die speziellen Meldebogen für Betroffene und Nicht-Fachpersonal finden sich unter https://www.verbraucher-uaw.pei.de. Ärzte können ihrer Meldepflicht unter https://humanweb.pei.de online nachkommen.

Das Bundesamt für Risikobewertung, BFR, gibt unter anderem Stellungnahmen zu umstrittenen Substanzen, etwa den Impfstoffadjuvanzien, heraus: www.bfr.bund.de. Zum Aluminium www.bfr.bund.de/de/a-z_index/aluminium-5067.html.

Die Nationale Lenkungsgruppe Impfen (NaLI) ist ein 2016 gegründetes zentrales, hochrangiges Bund-Länder-Gremium auf nationaler Ebene. In der NaLI tauschen sich bundesweit wichtige am Impfen beteiligte Entscheidungsträger und Institutionen untereinander aus und stimmen sich zu nachhaltigen Impfstrategien, zur Umsetzung und Weiterentwicklung des Nationalen Impfplans sowie zu prioritären Impfzielen ab. Dabei wird großer Wert auf die völlige Unabhängigkeit von der impfstoffherstellenden Industrie gelegt. Maßnahmen sind die nationale Impfkonferenz (NIK), der Nationale Impfplan (NIP) und der Nationale Aktionsplan (NAP). www.nali-impfen.de/nali/

Die europäische Arzneimittelagentur EMA (http://www.ema. europa.eu/ema/) ist ähnlich wie die amerikanischen Food and Drug Administration (FDA) für die Beurteilung und Überwachung von Arzneimitteln zuständig. Hier finden sich unter anderem die Fachinformationen aller in Europa zugelassenen Arzneimittel.

Die mächtige amerikanische Gesundheitsbehörde CDC (Centers of Disease Control), der »große Bruder« des Robert Koch-Instituts, hat die Adresse www.cdc.gov. Direkt zu den Impfungen geht es über www.cdc.gov/vaccines/vpd-vac/default.htm.

Eine impfkritische, ausgewogene und informative deutschsprachige Website ist die des Vereins der Ärzte für individuelle Impfentscheidung, www.individuelle-impfentscheidung.de, die gut aktualisiert wird und erfahrene Pädiater zu Wort kommen lässt, ohne die wissenschaftlichen Erkenntnisse auszusparen. Das Vorstandsmitglied, Dr. Steffen Rabe, betreibt eine eigene Website (www.impf-info.de), auf der sehr kenntnisreich und differenziert Stellung zum Impfen allgemein und den einzelnen Impfungen genommen wird.

Eine Stellungnahme des Deutschen Zentralvereins homöopathischer Ärzte (DZVhÄ) zum Thema Impfen steht unter
www.dzv-hae.de/dzvhae-resse/pressemitteilungen/-1-563.html.

Die Seite www.impfen.de ist trotz des neutralen Namens eine von Novartis gestaltete Website, die das Impfen überaus positiv darstellt. Die Seiten dienen der allgemeinen Information über Novartis Vaccines, ihre Produkte und Dienstleistungen. www.impfenaktuell.de heißt das Konkurrenzangebot von Sanofi Pasteur. Mit der wissenschaftlichen Beratung durch die Kinderklinik der Johannes Gutenberg-Universität, Mainz, wirbt eine Website mit dem Titel www.gesundes-kind.de. Der Sponsor, die Firma GSK, wird nur ganz klein erwähnt. Und www.impftipp.de ist die Website von Pfizer.

Die Internetseite der Bundeszentrale für gesundheitliche Aufklärung (BZgA) heißt dagegen http://www.impfen-info.de. Hier sind firmenneutrale Informationen abrufbar und kostenlose Materialien bestellbar, die den Tenor der allgemeinen Impfempfehlungen widerspiegeln. Eine gute Adresse für mehrsprachige Materialien nicht nur rund ums Impfen, sondern zur Prävention allgemein.

Die Deutsche Akademie für Kinder- und Jugendmedizin e. V. (DAKJ) wurde 1988 als Dachverband pädiatrischer Gesellschaften Deutschlands gegründet. Auf ihrer Seite www.dakj.de finden sich Informationen zu Weiterbildung und Fortbildung, ambulanter und stationärer kinder- und jugendmedizinischer Versorgung, sozialer Lage des Kindes, Prävention, Impffragen, Umweltbelastungen und ethischen Fragen. Sie ist lange nicht so mächtig und tagesaktuell wie die amerikanische Akademie für Pädiatrie (www.aap.org), die auf ihrer Elternseite www.healthychildren.org selbstständig Bücher und Schriften zu allen kinderärztlichen Themen herausgibt.

Der Berufsverband der Kinder- und Jugendärzte aktualisiert fast täglich seinen Auftritt www.kinderaerzte-im-netz.de mit umfassenden Themen, die Kinder betreffen. Hier finden Sie die ganz offiziellen Meinungen und Verlautbarungen der Kinder- und Jugendärzte zu medizinischen, aber auch zu gesellschaftlichen Themen, soweit sie Kinder betreffen. Man kann sein Kind dort anmelden und erhält regelmäßige Erinnerungen und Informationen zu Vorsorgeuntersuchungen und Impfungen. Die wissenschaftliche Fachgesellschaft der Kinder- und Jugendärzte ist die Deutsche Gesellschaft für Kinderheilkunde und Jugendmedizin (www.dgkj.de). Auf der Elternseite dieser Homepage sind verschiedene Elterninformationen zu typischen Fragestellungen abrufbar.

Für Reiseimpfungen gibt die Deutsche Gesellschaft für Tropenmedizin und internationale Gesundheit www.dtg.org oder das kommerzielle Centrum für Reisemedizin www.crm.de für die einzelnen Länder tagesaktuelle Empfehlungen heraus, das Auswärtige Amt auf der Website www.auswaertiges-amt.de zudem noch Einreisebestimmungen und Informationen über die Sicherheitslage. Die Informationsseite der WHO zu Reiseimpfungen findet sich unter http://www.who.int/topics/travel.

Der Gemeinsame Bundesausschuss (G-BA) ist das oberste Beschlussgremium der gemeinsamen Selbstverwaltung der Ärzte, Krankenhäuser und Krankenkassen: www.g-ba.de. Hier finden Sie unter anderem die Schutzimpfungsrichtlinien.

Warnhinweis

Es gibt massenhaft unseriöse Seiten, die von verschiedenen Interessengruppen gesteuert werden. Jeder kann unredigiert und unkontrolliert im Netz publizieren. Informationen von Fachleuten und Nichtfachleuten sind gleichberechtigt abrufbar.

Jeder kann sich als selbsternannter Experte ausgeben, und die wahre Identität ist häufig nicht nachprüfbar. Dazu kommt, dass redaktionelle und kommerzielle Inhalte nicht eindeutig getrennt sind. So ist der Nachteil des Internets, dass jeder Informationen einstellen kann, deren Wahrheitsgehalt und Seriosität schlecht überprüfbar ist.

Das Internet kann eine große Hilfe sein – aber auch in die Irre führen.

Literatur

Bücher zum Thema Impfen – eine kommentierte Auswahl

Arndt U., Ley-Köllstadt S.: Impffibel für medizinische Berufe. DKG 2018. Eine linientreue, noch nicht aktuelle Ausarbeitung der gegenwärtigen STIKO-Empfehlungen, gezeichnet von Impffreudigkeit und Impfoptimismus und verbunden mit vielen praktischen Hinweisen, herausgegeben vom Deutschen Grünen Kreuz. Eines der erklärten Ziele dieses Vereins ist, die Bedeutung des Impfschutzes in der Bevölkerung bekannt zu machen.

Bütikofer J.: Hilfe! Ich muss eine Impfentscheidung treffen. emu-Verlags- und Vertriebsgesellschaft Ernährung – Medizin – Umwelt 2015. Lesenswertes zum Impfen aus der Sicht der 40-jährigen Praxis einer auf Impfschäden spezialisierten Rechtsanwältin. Fallstricke und Schwierigkeiten der Impfschadensanerkennung. Viele kritische Blicke auf die Impfmedizin und das Impfparadogma.

Ehrengut W.: Erfahrungen eines Gutachters über Impfschäden in der Bundesrepublik Deutschland 1955–2004. Books on Demand. Der einzige Professor für Impfwesen Deutschlands, verstorben 2007, berichtet aus seiner langjährigen Erfahrung als Impfarzt und Impfgutachter, über seinen Kampf gegen den Keuchhusten-Ganzkeimimpfstoff und die Kontroversen um die Anerkennung von Impfschäden.

Gøtzsche P. C.: Vaccines: truth, lies and controversy. People's Press 2020. Ein aktuelles, leider nur auf Englisch vorliegendes Buch von einem herausragenden Kenner und Kritiker der Pharmakotherapie, Gründer des nordischen Zentrums für Evidence Based Medicine, der unter anderem wegen seiner kritischen Haltung zu HPV-Impfung dort amtsenthoben wurde.

Graf F. P.: Die Impfentscheidung: Ansichten, Überlegungen und Informationen – vor jeglicher Ausführung. Sprangsrade-Verlag, Neuausgabe 2014. Eine aus homöopathischer Sicht geschriebene, etwas anstrengend zu lesende kritische Impfauseinandersetzung, die letztlich in einer ganz ablehnenden Haltung resultiert: Impfen macht krank.

Hartmann K.: Impfen, bis der Arzt kommt. Herbig Verlag 2015. Hinter dem reißerisch klingenden Titel verbirgt sich eine aus langjähriger Erfahrung als Arzneimittelsicherheitsexperte entstandene seriöse, gut recherchierte und kritische Betrachtung des Impfwesens, insbesondere der Zulassungsverfahren, der Interessenkonflikte und der Einflussnahme der Industrie. Profit geht über Gesundheit – und das ist nachweisbar.

Hirte M.: Impfen Pro & Contra. Das Handbuch für die individuelle Impfentscheidung. Knaur 2018. Ein empfehlenswerter, sehr ausführlicher und damit den Rahmen sprengender Ratgeber zum Thema Impfen, eben ein Handbuch. Sachlich, ziemlich neutral, von einem erfahrenen Kinderarzt geschrieben, der seine impfkritische Sichtweise nicht verleugnet, aber alle Möglichkeiten offenlässt. Ein Klassiker in komplett überarbeiteter Neuauflage.

Hirte M.: Impfen kurz und praktisch. Orientierungshilfe für Eltern bei der Impfentscheidung. Knaur 2018. Eine komprimierte Fassung des zuvor genannten sehr ausführlichen Handbuchs.

Spiess H.: Impfkompendium. 8., vollständig überarbeitete Auflage des vom kürzlich verstorbenen Heinz Spiess sowie Ulrich Heininger und Wolfgang Jilg herausgegebenen »Impfkompendium«. Thieme (unveränderte Neuauflage 2017). Das Buch richtet sich in erster Linie an Fachleute. Alle Impfempfehlungen werden auf dem neuesten Stand der Wissenschaft dargestellt, unter Berücksichtigung der aktuellen Empfehlungen der STIKO. Viele der Autoren sind Mitglieder der STIKO, sodass dieses nicht mehr ganz aktuelle Werk den Stand der Impfwissenschaft in Deutschland widerspiegelt.

Theill C. F.: Impfen. Die richtige Strategie. Stiftung Warentest 2012. Die Stiftung Warentest wurde 1964 mit staatlichem Auftrag gegründet und mit Steuermitteln gefördert. Sie vergleicht Waren und Dienstleistungen, wobei in diesem Buch Impfungen und Impfstoffe nicht in engerem Sinne getestet werden. Eine knappe, dennoch umfassende, aber wenig kritische Darstellung des Impfens. Lediglich die Windpocken-Impfung wird als »kritisch bis überflüssig« bewertet. Das entsprechende Schweizer Gegenstück ist: Stiftung für Konsumentenschutz SKS: Kinderimpfungen – eine Entscheidungshilfe. 3. Auflage 2018. Die Stiftung für Konsumentenschutz setzt sich seit 1964 in der Schweiz für die Anliegen der Konsumentinnen und Konsumenten ein. Mit reichlichen Belegen ausgestattetes, dadurch anspruchsvolles Buch.

Und noch eine ganz besondere Buchempfehlung: Der auf Tatsachen beruhende Krimi *The Arc of the Swallow* von Sissel-Jo Gazan (2015) beschreibt den langen Weg der Anerkennung der erhöhten Säuglingssterblichkeit nach Impfungen in Afrika: vom akademischen Vorwurf von Datenfälschung und Wissenschaftsbetrug bis hin zu Auftragsmorden in Verflechtungen von skrupellosen Wissenschaftlern mit der WHO, dem Nobelpreiskomitee und der Pharmaindustrie. Peter Aaby teilte mir dazu mit: »Der Roman ›The Arc of Swallow‹ ist inspiriert durch unsere Arbeit – und der Autor hat Bissau besucht und hält sich eng an die Literatur. Die Geschichte über den starken Fall und Anstieg der Mortalitätsrate ist wahr. Derzeit analysiere ich die Daten der Einführung von DPT und OPV im Jahr 1981 in urbanen Gebieten – es wird ein unerfreuliches Resultat für die DPT-Impfung werden …«

Quellen (Auswahl) Impfprogramme

Empfehlungen der Ständigen Impfkommission am Robert Koch-Institut 2022. Epidemiologisches Bulletin 4, 2022: https://www.rki.de/DE/Content/Infekt/EpidBull/Archiv/2022/Ausgaben/04_22.pdf?__blob=publicationFile

Europäische Impfprogramme: ECDC: https://vaccine-schedule.ecdc.europa.eu/

https://www.bzga.de/programme-und-aktivitaeten/schutzimpfungen-und-persoenlicher-infektionsschutz/

GAVI: https://www.gavi.org/programmes-impact

Médecins sans frontières: The Right Shot. Kostenloser Download: https://msfaccess.org/right-shot-bringing-down-barriers-affordable-and-adapted-vaccines-2nd-ed-2015

WHO: https://www.who.int/immunization/policy/immunization_tables/en/

Unspezifische Impffolgen

Aaby P., Kollmann T., Benn C. S.: Non-specific effects of neonatal and infant vaccination – public health, immunological, and conceptual challenges. Nature Immunology 2014; 15:95–99

Aaby P., Ravn H., Benn C. S.: The WHO review of the possible non-specific effects of diphtheria-tetanus-pertussis vaccine, Pediatr Infect Dis J. 2016 Nov; 35 (11): 1247-1257

Flanagan K. L. et al.: Heterologous (»Nonspecific«) and Sex-Differential Effects of Vaccines: Epidemiology, Clinical Trials, and Emerging Immunologic Mechanisms. Clinical Infectious Diseases 2013; 1–7 (DOI: 10.1093/cid/cit209)

Kristensen I., Aaby P., Jensen H.: Routine vaccinations and child survival: follow up study in Guinea-Bissau, West Africa. BMJ 2000; 321: 1435–1438

SAGE: non-specific effects of vaccines Working Group Background paper for SAGE discussions, 6.6.2014

Saso A, Kampmann B.: Maternal Immunization: Nature Meets Nurture. *Front Microbiol.* 2020; 11: 1499. Published 2020 Jul 24. doi: 10.3389/fmicb.2020.01499

Schmitz R., Poethko-Müller C., Reiter S., Schlaud M.: Vaccination status and health in children and adolescents – findings of the German health interview and examination survey for children and adolescents (KiGGS). Deutsches Ärzteblatt Int. 2011; 108: 99–104

Shann F. (Editorial): The Nonspecific Effects of Vaccines and the Expanded Program on Immunization. The Journal of Infectious Diseases 2011; 204: 182–184

Sørup S.: Benn C. S., Poulsen A., Krause T. G., Aaby P., Ravn H.: Live vaccine against measles, mumps, and rubella and the risk of hospital admissions for nontargeted infections. JAMA 2014; 311: 826–834

Strategic Advisory Group of Experts on Immunization. Week Epidemiological Record 2014; 89: 233–235

WHO: Non-specific effects of vaccines on childhood mortality. Weekly Epidemiological Record 2014; 89: 221–236

Corona

Zu COVID-19 sind in der PubMed Datenbank bereits fast 300 000 Artikel gelistet (Stand 1.9.2022). Hier können daher keine gültigen Übersichtsarbeiten angegeben werden. Eine Arbeit sei dennoch erwähnt, die aus berufenem Mund die Erklärung eines Endes der Pandemie fordert: Ioannidis JPA: The end of the COVID-19 pandemic. Eur J Clin Invest (2022) 52(6)

Aktuell zur Impfung: Schlenger RL: COVID-19: Neue Impfstoffe auf dem Prüfstand. Dtsch Arztebl 2022; 119 (35-36): A-1462

Tagesaktuelle Informationen zu Corona finden sich unter:
www.rki.de (Seite des Robert Koch-Instituts)
https://www.bundesgesundheitsministerium.de/coronavirus.html
www.ecdc.europa.eu/en/covid-19-pandemic
CDC: https://www.coronavirus.gov
Neueste internationale Forschungsergebnisse:
https://www.nih.gov/coronavirus

Die europäische Todesfallstatistik wird jeden Donnerstag neu erstellt und ist unter www.euromomo.eu grafisch gut aufbereitet. Es lohnt, diese offiziellen Daten genau anzuschauen. Auf der Seite www.worldometers.info ist die aktuelle Weltstatistik dargestellt, mit einer Unterseite zu Corona weltweit und in den einzelnen Ländern.

Aktuelle Monografie zu Impfungen und Autoimmunität

Shoenfeld Y., Agmon-Levin N., Tomljenovic L.: Vaccines and Autoimmunity. Wiley-Blackwell Hoboken 2015

Impfstoffsicherheit

Deutscher Bundestag: Pandemrix-Risiko war nicht bekannt. http://www.bundestag.de/ presse/hib/2015_09/-/386738

Hintergrund und Planung einer retrospektiven Fall-Kontroll-Studie zu Risikofaktoren für Invagination bei Kindern unter einem Jahr. Bulletin zur Arzneimittelsicherheit 2015; 3: 29–36

Mentzer D., Keller-Stanislawski B.: Daten zur Pharmakovigilanz von Impfstoffen aus dem Jahr 2013. Arzneimittel im Blick. Bulletin zur Arzneimittelsicherheit – Informationen aus BfArM und PEI 2015; 12–20

Paul-Ehrlich-Institut – Sicherheitsbewertung von Aluminium in Impfstoffen. Bulletin zur Arzneimittelsicherheit 201; 3: 7–11

Robert Koch-Institut: Studie über Todesfälle bei Kindern im 2. bis 24. Lebensmonat (TOKEN-Studie), Zusammenfassung. www.rki.de/token

Zylka-Menhorn V.: Todesfälle nach Sechsfachimpfung: Vorsichtige Entwarnung. TOKEN-Studie: Datenbasis reicht aber nicht aus … Deutsches Ärzteblatt 2011; 108: A523–524

Impfungen, Impfkritik, Impfverweigerung

Glanz J. M., Newcomer S. R., Narwaney K. J.: A population-based cohort study of undervaccination in 8 managed care organizations across the United States. JAMA Pediatrics 2013; 167: 274–281

Jolley D.: The Effects of Anti-Vaccine Conspiracy Theories on Vaccination Intentions. PLOS ONE 2014; 9: 1–9

Ledig T., Egidi G,. Schneider-Rathert W., Uebel T.: Impfen um jeden Preis? Impfmüdigkeit in Deutschland? Ein Positionspapier der Deutschen Gesellschaft für Allgemeinmedizin und Familienmedizin (DEGAM). Zeitschrift für Allgemeine Medizin Berlin 2009; 85 (3): 94–96

Ministerium für Soziales, Gesundheit, Frauen und Familie (Hrsg.): Nationaler Impfplan. Impfwesen in Deutschland: Bestandsaufnahme und Handlungsbedarf, 2012
Nolte S. H.: Impfungen – zu viel des Guten? Weniger ist mehr. Zeitschrift für Komplementärmedizin 2013; 5: 30–33

Literatur zu einzelnen Impfungen

Epidemiologie der Rotavirus-Erkrankungen in Deutschland im Zeitraum von 2001 bis 2011, Epidemiologisches Bulletin 2012; 44: 441–449
Hashim A. et al.: How and why researchers use the number needed to vaccinate to inform decision making – A systematic review. Vaccine 2015; 33: 753–758
Kenzel S. et al.: Pneumokokkenimpfung und Serotypen-Replacement: Brauchen wir ein neues Impf(stoff)konzept? Deutsche Medizinische Wochenschrift 2010; 135: 1198–1200
Pneumokokken-Konjugatimpfstoffe: für alle unter Zweijährigen? Arzneimitteltelegramm 2006; 37: 87–9
Robert Koch-Institut: Infektionsepidemiologisches Jahrbuch meldepflichtiger Krankheiten für 2014, Berlin 2015
Silverberg J. I. et al.: Association between varicella zoster virus infection and atopic dermatitis in early and late childhood: A case-control study. Journal of Allergy and Clinical Immunol 2010; 126: 300–5

Ökonomisierung der Medizin und ethische Fragen

Beauchamp T. L., Childress J. F.: Principles of Biomedical ethics. 5. Aufl. Oxford 2001
Folgen der Monopolisierung in der Pharmaindustrie für die Bereitstellung von Impfstoffen, Stellungnahme der Kommission für Infektionskrankheiten und Impffragen der DAKJ. Aktualisierung Januar 2013
Lieferengpässe bei Arzneimitteln und Impfstoffen (Editorial), Arzneimittel-Telegramm 2015; 46: 81–2
Lown B.: Heilkunst. Mut zur Menschlichkeit. Schattauer 2015, 241-243
Maio G.: Geschäftsmodell Gesundheit. Suhrkamp 2014
Maio G.: Mittelpunkt Mensch: Ethik in der Medizin. Schattauer 2012
Marckmann G.: Impfprogramme im Spannungsfeld zwischen individueller Autonomie und allgemeinem Wohl. Bundesgesundheitsblatt – Gesundheitsforschung – Gesundheitsschutz 2008, 51: 175–183
Nassauer A. et al.: Impfungen von Kindern und Jugendlichen auch gegen den Elternwillen? Bundesgesundheitsblatt – Gesundheitsforschung – Gesundheitsschutz 2004, 47: 1230–1238
Nolte S. H.: Privatisierung: Das Geschäft mit der Krankheit. Kinder- und Jugendarzt 2010; 41: 772

Nolte S. H.: Wem machen wir es recht? Aufgabe, Auftrag und Auftraggeber in der Pädiatrie. pädiatrische praxis 2011/2012; 78: 355–361

Schott G. et al.: Deklaration und Umgang mit Interessenkonflikten in deutschen Leitlinien. Deutsches Ärzteblatt International 2015; 112: 445–451

Allgemein

Beck-Bornholdt H. P., Dubben H. H.: Der Schein der Weisen. Rowohlt 2003

Dörner K.: Der gute Arzt: Lehrbuch der ärztlichen Grundhaltung. Schattauer 2003

Gigerenzer G. (Hrsg): Bessere Ärzte, bessere Patienten, bessere Medizin. Aufbruch in ein transparentes Gesundheitswesen. Medizinisch Wissenschaftliche Verlagsgesellschaft 2013

Hontschik, B. gibt in der Reihe Medizin-Human (Suhrkamp Verlag) bislang 16 Bücher heraus, die spannend und verständlich aktuelle Entwicklungen des Gesundheitswesens und der medizinischen Praxis hinterfragen und für eine Heilkunst plädieren, die den Menschen in den Mittelpunkt stellt, für eine Humanmedizin, die diesen Namen verdient.

Klemperer, D. (Hrsg): Sozialmedizin – Public Health – Gesundheitswissenschaften: Lehrbuch für Gesundheits- und Sozialberufe. Hogrefe 2015

Lown B.: Die verlorene Kunst des Heilens. Anleitung zum Umdenken. Schattauer 2007

Register